呼吸危重症
护理适宜技术操作指引

严晓霞 方雪娥 毛燕君◎主编

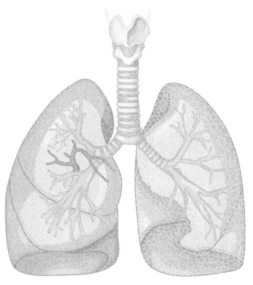

CRITICAL
RESPIRATORY
DISEASE

U0295551

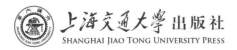

上海交通大学出版社
SHANGHAI JIAO TONG UNIVERSITY PRESS

内容提要

本书聚焦呼吸危重症护理适宜技术的操作,对基础技术、氧疗技术、吸入疗法技术、呼吸训练技术和机械通气技术等共 30 余项操作进行了规范化、系统化、流程化的梳理,是一部特色鲜明的呼吸危重症护理类教材,可以作为临床护理实践的教学工具,为国内同行们提供参考。本书适合呼吸危重症专科护士培训使用。

图书在版编目(CIP)数据

呼吸危重症护理适宜技术操作指引/严晓霞,方雪娥,毛燕君主编. —上海:上海交通大学出版社,2024.10—ISBN 978 - 7 - 313 - 31285 - 3

Ⅰ. R473.5 - 65

中国国家版本馆 CIP 数据核字第 2024Q2J898 号

呼吸危重症护理适宜技术操作指引

HUXI WEIZHONGZHENG HULI SHIYI JISHU CAOZUO ZHIYIN

主　　编：严晓霞　方雪娥　毛燕君

出版发行：上海交通大学出版社　　　　　　地　　址：上海市番禺路 951 号

邮政编码：200030　　　　　　　　　　　　电　　话：021 - 64071208

印　　制：上海万卷印刷股份有限公司　　　经　　销：全国新华书店

开　　本：787mm×1092mm　1/16　　　　印　　张：7.75

字　　数：165 千字

版　　次：2024 年 10 月第 1 版　　　　　　印　　次：2024 年 10 月第 1 次印刷

书　　号：ISBN 978 - 7 - 313 - 31285 - 3

定　　价：68.00 元

编 委 会

前　言

随着经济的发展和人们生活水平的提高,公众对健康的关注日益增加。进入 21 世纪以来,工业化的快速发展导致环境污染尤其是大气污染日益严重,这不仅加剧了呼吸系统疾病的发生,也对人类健康构成了严重威胁。

护理是一门实践学科,在对呼吸危重症患者进行救治的过程中,如何让重症专科护士尽快掌握呼吸危重症护理的专业技能,已经成为各家医疗机构护理部和管理人员共同关注的课题。因此,对呼吸危重症护理技术进行科学梳理,确保各项操作标准化,为临床培训提供规范化教材,变得尤为重要。

上海市肺科医院在 2020 年建立了中华护理学会呼吸专科护士京外实践基地,并在 2022 年成为上海市申康医院发展中心呼吸危重症专科护士的实践基地,共计培养中华护理学会呼吸专科护士 50 余名,培养上海市呼吸危重症专科护士 40 余名,形成了一套完整的培训资料,包含理论知识和护理操作技能的核心内容。

在广大学员的呼声下,由上海市肺科医院的严晓霞、方雪娥、毛燕君领衔的课题团队组织编写了《呼吸危重症护理适宜技术操作指引》一书。本书聚焦呼吸危重症护理适宜技术的操作细节,对包括基础技术、氧疗技术、吸入疗法技术、呼吸训练技术和机械通气技术在内的共 30 余项操作进行了规范化、系统化、流程化的梳理。本书的编写工作得到了上海市申康医院发展中心的大力支持,并且汇集了编委组成员的共同努力,它是一部特色鲜明的呼吸危重症护理类教材,可以作为临床护理实践的指导工具,为国内同行们提供参考。

本书编委会

2024 年 4 月 20 日

目 录

第一章 基础技术

第一节 生命体征监测

一、概述

生命体征(vital signs)是体温、脉率、呼吸频率及血压的总称。生命体征受大脑皮质控制,是对机体内在活动的一种客观反映,也是衡量机体身心状况的可靠指标。正常人的生命体征在一定范围内相对稳定,变化很小。而在病理情况下,会出现明显的变化。护理人员通过认真仔细地观察患者的生命体征,可以获得患者生理状态的基本资料,了解机体重要脏器的功能活动情况,推测疾病的发生、发展及转归,为预防、诊断、治疗及护理提供依据。因此,正确掌握观察生命体征的技能和提供相应的护理措施,在临床护理工作中占据了重要的地位。

二、目的

(1) 判断患者生命活动是否存在或评价生命活动质量。
(2) 了解患者病情变化。

三、操作流程

1. 测量体温、脉率、呼吸频率　操作流程如图1-1所示。
2. 测量血压　操作流程如图1-6所示。

四、注意事项

(1) 测量体温前,应清点体温计的数量,并检查体温计是否完好,水银柱是否在35℃以下。

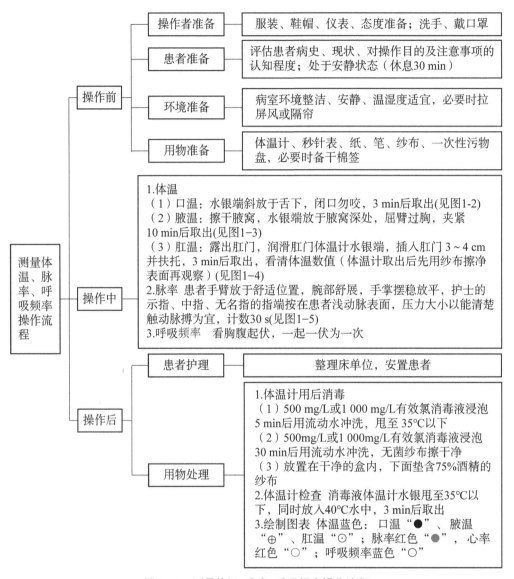

```
                    操作者准备 ─── 服装、鞋帽、仪表、态度准备；洗手、戴口罩

                    患者准备 ─── 评估患者病史、现状、对操作目的及注意事项的
          操作前                  认知程度；处于安静状态（休息30 min）

                    环境准备 ─── 病室环境整洁、安静、温湿度适宜，必要时拉
                                  屏风或隔帘

                    用物准备 ─── 体温计、秒针表、纸、笔、纱布、一次性污物
                                  盘，必要时备干棉签
```

1.体温
（1）口温：水银端斜放于舌下，闭口勿咬，3 min后取出(见图1-2)
（2）腋温：擦干腋窝，水银端放于腋窝深处，屈臂过胸，夹紧10 min后取出(见图1-3)
（3）肛温：露出肛门，润滑肛门体温计水银端，插入肛门3～4 cm并扶托，3 min后取出，看清体温数值（体温计取出后先用纱布擦净表面再观察)(见图1-4)
2.脉率 患者手臂放于舒适位置，腕部舒展，手掌摆稳放平，护士的示指、中指、无名指的指端按在患者浅动脉表面，压力大小以能清楚触动脉搏为宜，计数30 s(见图1-5)
3.呼吸频率 看胸腹起伏，一起一伏为一次

```
                    患者护理 ─── 整理床单位，安置患者
          操作后
```

1.体温计用后消毒
（1）500 mg/L或1 000 mg/L有效氯消毒液浸泡5 min后用流动水冲洗，甩至35℃以下
（2）500mg/L或1 000mg/L有效氯消毒液浸泡30 min后用流动水冲洗，无菌纱布擦干净
（3）放置在干净的盒内，下面垫含75%酒精的纱布
2.体温计检查 消毒液体温计水银甩至35℃以下，同时放入40℃水中，3 min后取出
3.绘制图表 体温蓝色：口温"●"、腋温"⊕"、肛温"☉"；脉率红色"●"，心率红色"○"；呼吸频率蓝色"○"

测量体温、脉率、呼吸频率操作流程

图1-1 测量体温、脉率、呼吸频率操作流程

注：①脉率测量时长为30 s,将测得的脉搏数×2即得到1 min脉率,异常脉率测量时长为1 min,脉搏短绌时,应两人同时测量,一人听心率,另一人测脉率,两人同时开始测量,时长为1 min,以分数式记录心率/脉率；②当危重患者的呼吸不易观察时,可用棉花少许置于患者的鼻孔前,观察棉花吹动情况,加以计数,记录1 min呼吸次数。

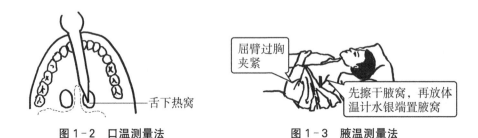

图1-2 口温测量法　　　　　　**图1-3 腋温测量法**

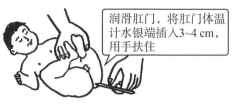

润滑肛门,将肛门体温计水银端插入3~4 cm,用手扶住

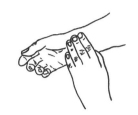

图 1-4 肛温测量法　　　　　　图 1-5 桡动脉脉率测量法

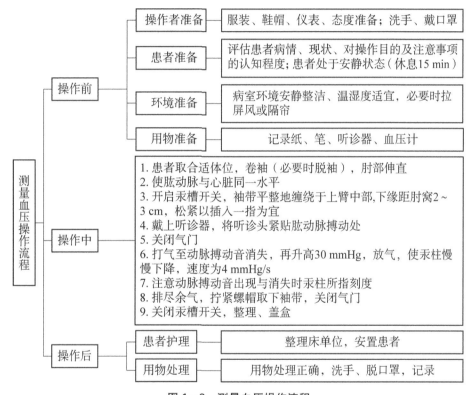

图 1-6 测量血压操作流程

（2）婴幼儿、精神异常者、昏迷者、口腔疾病者、口鼻手术者、张口呼吸者禁测量口温,腋下有创伤、手术、炎症,以及腋下出汗较多、肩关节受伤或消瘦无法夹紧体温计者禁止测量腋温,心肌梗死患者不宜测量肛温,以免刺激肛门引起迷走神经反射,导致心动过缓。

（3）若患者不慎咬破体温计时,首先应及时清除玻璃碎屑,以免损伤唇、舌、口腔、食管、胃肠道黏膜,再口服蛋清或牛奶,以延缓汞的吸收。

（4）避免影响体温测量的各种因素,如运动、进食、冷热饮、冷热敷、洗澡、坐浴、灌肠等。

（5）新入院患者每日测量体温、脉率、呼吸频率 4 次,连续测量 3 天,3 天后体温正常者改为每天测量 1 次。体温 37.5℃ 以上者每日测量 4 次体温、脉率和呼吸频率,直至体温连续 3 次正常为止;体温 39℃ 以上者每 4 小时测量 1 次体温、脉率和呼吸频率,午夜酌情处理,直至体温连续3天正常;病危患者每日测4次体温;病情稳定患者每日测1次体温、脉率和呼吸频率。手术患者每日测4次体温、脉率和呼吸频率,连续3天。

（6）定期检测、校对血压计。测量前,须检查血压计,包括玻璃管有无裂损,水银有无漏出,加压气球和橡胶管有无老化、漏气,听诊器是否完好。

（7）对必须密切观察血压者,应做到四"定",即定时间、定部位、定体位、定血压计,有助于测定的准确性,并确保不同时间点的测量结果具有可比性。

（8）发现血压听不清或异常,应重测。重测时,待水银柱降至"0"点,稍等片刻后再测量;必要时,可测两侧上臂血压以做对照。

（9）注意测压装置（血压计、听诊器）、测量者、受检者、测量环境等因素引起血压测量的误差,以保证测量血压的准确性。

五、评分标准

测量体温、脉率、呼吸频率操作评分标准如表1-1所示,测量血压操作评分标准如表1-2所示。

表1-1　测量体温、脉率、呼吸频率操作评分标准

（操作时间:10 min）

科室:_____　姓名:_____　工号:_____　监考人:_____　考核日期:_____

项目		分值	考核要点	评分等级				得分	备注
				A	B	C	D		
评估	操作者准备	10	1. 服装、鞋帽整洁	2	1	0	0		
			2. 仪表大方、举止端庄	2	1	0	0		
			3. 语言柔和恰当、态度和蔼可亲	4	3	2	1		
			4. 洗手,戴口罩	2	1	0	0		
	患者准备	3	1. 评估患者病史和现状	1	0	0	0		
			2. 评估患者对操作目的及注意事项的认知程度,嘱患者安静休息30 min,确保患者体位正确（坐位、卧位）	2	1	0	0		
	环境准备	1	整洁、安静、安全	1	0	0	0		
计划	用物准备	4	1. 备齐用物、放置合理	2	1	0	0		
			2. 体温计清点	2	1	0	0		
操作过程	测量体温（腋温）	15	1. 擦干腋窝	5	4	3	0		
			2. 体温计放置方法、部位正确	5	4	3	0		
			3. 测量时长准确、读数准确	5	4	3	0		
	测量脉率	15	1. 测脉率用示指、中指、无名指,部位正确	5	4	3	0		
			2. 时间正确（测30 s）	5	4	3	0		
			3. 误差脉搏不超过4次/分	5	4	3	0		

（续表）

项目		分值	考核要点	评分等级 A	B	C	D	得分	备注
	测量呼吸频率	10	1. 方法、时间准确（测 30 s）	5	4	3	0		
			2. 呼吸频率误差不超过 2 次/分	5	4	3	0		
	体位	2	确保患者体位舒适	2	1	0	0		
	记录	5	单位书写：体温为℃；脉率为次/分；呼吸频率为次/分	5	4	3	0		
	消毒检查	10	1. 体温计消毒	5	4	3	0		
			2. 体温计检查法	5	4	3	0		
评价	熟练程度	15	1. 操作时长少于 10 min	5	4	3	0		
			2. 动作轻巧、稳重、正确	5	4	3	0		
			3. 注意节力原则	5	4	3	0		
	理论	10	理论熟悉情况	10	8	6	4		

表 1-2 测量血压操作评分标准

（操作时间：10 min）

科室：_____ 姓名：_____ 工号：_____ 监考人：_____ 考核日期：_____

项目		分值	考核要点	评分等级 A	B	C	D	得分	备注
评估	操作者准备	10	1. 服装、鞋帽整洁	2	1	0	0		
			2. 仪表大方、举止端庄	2	1	0	0		
			3. 语言柔和恰当、态度和蔼可亲	4	3	2	1		
			4. 洗手、戴口罩	2	1	0	0		
	患者准备	6	1. 评估患者病情、被测肢体状况、心理状况、合作程度	4	3	2	1		
			2. 评估患者对操作目的及注意事项的认知程度，嘱患者安静休息 15 min，体位正确（坐位、卧位）	2	1	0	0		
	环境准备	1	整洁、安静、安全	1	0	0	0		
计划	用物准备	6	1. 备齐记录纸、笔、听诊器、血压计，放置妥当	2	1	0	0		
			2. 检查血压计	4	3	2	1		
操作过程	缠袖带	15	1. 协助患者取坐位或平卧位	1	0	0	0		
			2. 卷袖（必要时脱袖），肘部伸直	2	1	0	0		
			3. 被测肱动脉与心脏处于同一水平	2	1	0	0		
			4. 袖带平整地缠于上臂中部	2	1	0	0		
			5. 下缘距肘窝 2～3 cm	4	3	2	1		
			6. 松紧以插入一指为宜	4	3	2	1		

（续表）

| 项目 | 分值 | 考核要点 | 评分等级 | | | | 得分 | 备注 |
			A	B	C	D		
放听诊器	4	置于肱动脉搏动处,稍加压固定	4	3	2	1		
测量	32	1. 注气平稳	4	3	2	1		
		2. 一次看清测量数值,读数正确	12	8	6	2		
		3. 放气平稳	4	3	2	1		
		4. 放尽袖带内空气	2	1	0	0		
		5. 拧紧螺帽	2	1	0	0		
		6. 取下袖带	2	1	0	0		
		7. 关汞槽	4	3	2	1		
		8. 整理、关盒	2	1	0	0		
操作后	8	1. 协助患者取舒适体位	2	1	0	0		
		2. 观察,询问感受	2	1	0	0		
		3. 整理床单位	2	1	0	0		
		4. 用物处理正确	2	1	0	0		
评价	护理效果 18	确保患者舒适,心情舒畅	4	3	2	1		
	操作治疗性沟通	动作轻、稳重、熟练、准确,时长少于 10 min	8	6	4	2		
		有效	6	4	2	0		

六、知识扩展

1. **人体正常体温**　①口腔温度:36.3~37.2℃;②腋下体温:36.0~37.0℃;③直肠温度:36.9~37.9℃。

2. **正常呼吸频率**　①儿童:20~30 次/分;②成人:12~20 次/分。

3. **正常脉率**　①婴儿:120~140 次/分;②幼儿:90~100 次/分;③学龄期儿童:80~90 次/分;④成人:60~100 次/分。

4. **理想血压**　2024 年,新的血压健康标准正式发布,正常血压范围为收缩压低于 130 mmHg,舒张压低于 85 mmHg。

5. **警惕高血压**　身体出现以下 3 个症状,也要警惕高血压:①经常感到头晕头痛;②视力模糊或下降;③呼吸困难。

第二节 血氧饱和度监测

一、概述

血氧饱和度是指血液中氧合血红蛋白与血红蛋白总量的百分比,是血液状态的重要指标,对确保身体各种代谢活动的顺利进行至关重要,也影响血液的供氧能力。

血氧饱和度(pulse oxygen saturation,SpO_2)监测,是一种无创测量技术,通过血氧仪的测量,可以从患者手指、脚趾、前额或耳郭等部位皮肤测得,反映出动脉血氧含量,现已被广泛用于临床。

二、目的

(1) 能持续实时反映患者氧合情况。

(2) 为临床诊断提供依据。

(3) 降低感染风险。

三、操作流程

血氧饱和度监测操作流程如图 1-7 所示。

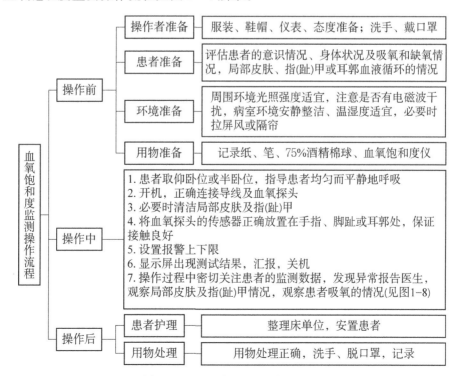

图 1-7 血氧饱和度监测操作流程

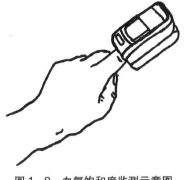
图 1-8　血氧饱和度监测示意图

四、注意事项

（1）指导患者选择合适的体位,均匀而平静地呼吸。

（2）将血氧探头的传感器正确放置在手指、脚趾或耳郭处,保证接触良好。

（3）注意患者保暖,指甲不宜过长,保持清洁,避免在污垢、灰指甲等处测量。

（4）告知患者避免在监测仪附近使用手机。

（5）观察患者局部皮肤及指甲的情况,定时更换传感器的位置。

（6）血氧探头的放置位置应与测血压的手臂分开,因为在测量血压时,上臂加压使血流受阻,会影响血氧饱和度的测定结果。

（7）观察监测结果,发现异常及时报告医生。

（8）当患者发生休克、体温过低、贫血或使用血管活性药物等情况,以及在监测过程中受到强烈光照、电磁波干扰或指甲油等因素的影响时,都可能对监测结果造成干扰。

五、评分标准

血氧饱和度监测操作评分标准如表 1-3 所示。

表 1-3　血氧饱和度监测操作评分标准

（操作时间:5 min）

科室:＿＿＿＿＿　姓名:＿＿＿＿＿　工号:＿＿＿＿＿　监考人:＿＿＿＿＿　考核日期:＿＿＿＿＿

项目		分值	考核要点	评分等级 A	B	C	D	得分	备注
评估	操作者准备	7	1. 服装、鞋帽整洁	3	2	1	0		
			2. 仪表大方、举止端庄	2	1	0	0		
			3. 洗手、戴口罩	2	1	0	0		
	患者准备	6	1. 评估患者意识状况、身体状况以及吸氧和缺氧情况	3	2	1			
			2. 评估患者局部皮肤、指(趾)甲或耳郭血液循环的情况	3	2	1			
	环境准备	4	1. 确保周围环境光照强度适宜,注意是否有电磁波干扰	2	1	0	0		
			2. 安静、温湿度适宜	2	1	0	0		
计划	用物准备	3	记录纸、笔、75%酒精棉球、血氧饱和度仪(检测是否完好)	3	2	1	0		

（续表）

项目		分值	考核要点	评分等级				得分	备注
				A	B	C	D		
操作过程		57	1. 核对患者信息,解释操作目的及注意事项	2	1	0	0		
			2. 取仰卧位或半卧位,指导患者均匀而平静地呼吸	5	4	3	0		
			3. 开机,正确连接导线及血氧探头	5	4	3	0		
			4. 必要时清洁局部皮肤及指(趾)甲	5	4	3	0		
			5. 将血氧探头的传感器正确放置,保证接触良好	15	10	5	0		
			6. 调整参数:设置报警上下限	5	4	3	0		
			7. 显示屏出现测试结果,汇报,关机	5	4	3	0		
			8. 操作过程中观察要点	15	10	5	0		
操作后		11	1. 整理床单位,告知患者监测结果	4	3	2	0		
			2. 处理用物	4	3	2	0		
			3. 洗手、脱口罩,记录	3	2	1	0		
评价	操作	12	1. 举止端庄,操作娴熟	4	3	2	0		
			2. 语言规范,指导患者方法正确	3	2	1	0		
	提问		目的及注意事项	5	4	3	0		

六、知识扩展

1. 血氧饱和度监测技术的原理　该项技术是基于红外光谱学原理,传感器主要由两个发光二极管组成,它们分别发射波长 660 nm 和 940 nm 的红外光,选择性地被氧合血红蛋白以及去氧血红蛋白吸收,是通过分析组织对光的传导能力来反映人体血氧饱和度。

2. 血氧饱和度监测技术的临床应用　在急诊室、手术室、临床麻醉、监护治疗、急救转运等环境中得到大量应用,可用于阻塞性睡眠呼吸暂停低通气综合征的临床诊断及筛查,辅助对一氧化碳中毒患者的监护和治疗,用于各类呼吸系统疾病、心血管疾病、脑血管疾病、外周血管病以及临床检查。

第三节　咽拭子采集

一、概述

咽拭子是了解患者病情、口腔黏膜和咽部感染的一种检测方法。一旦感染细菌、病毒、支原体、衣原体等病菌,微生物就会停留在咽喉。因此,如要明确患者感染的病原微生物种类时,需要做咽拭子采样。

二、目的

(1) 了解患者病情、口腔黏膜和咽部感染情况。

(2) 检查咽部和扁桃体,提取分泌物做细菌培养或病毒分离,协助诊断。

三、操作流程

咽拭子采集操作流程如图 1-9 所示。

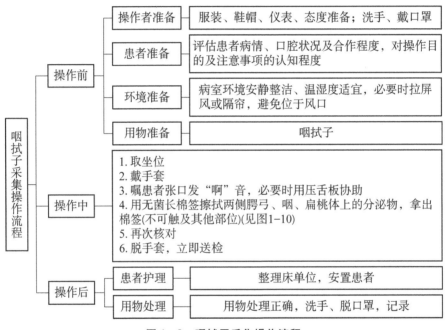

图 1-9　咽拭子采集操作流程

四、注意事项

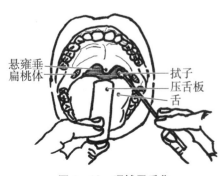

图 1-10　咽拭子采集

(1) 评估患者一般情况,为防止呕吐,避免在进食两小时内进行。

(2) 注意动作轻柔而敏捷,如咽部暴露不理想,可用压舌板轻压舌体。

(3) 注意及时送检。

五、评分标准

咽拭子与采集操作评分标准如表 1-4 所示。

表 1-4 咽拭子采集操作评分标准

（操作时间：8 min）

科室：_____ 姓名：_____ 工号：_____ 监考人：_____ 考核日期：_____

项目		分值	考核要点	评分等级				得分	备注
				A	B	C	D		
评估	操作者准备	3	着装整洁，洗手、戴口罩	3	2	1	0		
	患者准备	6	1. 评估患者病情、口腔状况及合作程度	3	2	1	0		
			2. 评估患者心理状态、对操作的认知程度	3	2	1	0		
	环境准备	5	1. 安静、温湿度适宜	3	2	1	0		
			2. 避免位于风口	2	1	0	0		
计划	用物准备	4	咽拭子	4	3	2	1		
	操作过程	62	1. 核对患者信息，解释操作目的及注意事项	2	1	0	0		
			2. 取坐位	10	8	6	4		
			3. 戴手套	5	4	3	0		
			4. 嘱患者张口发"啊"音，必要时用压舌板协助	10	8	6	4		
			5. 用无菌长棉签擦拭两侧腭弓、咽、扁桃体上分泌物，拿出棉签（不可触及其他部位）	20	15	10	5		
			6. 再次核对	10	8	6	4		
			7. 脱手套，立即送检	5	4	3	0		
	操作后	10	1. 整理床单位，安置患者	4	3	2	1		
			2. 处理用物	3	2	1	0		
			3. 洗手、脱口罩，记录	3	2	1	0		
评价	操作	5	1. 举止端庄，操作娴熟	3	2	1	0		
			2. 语言规范，指导患者方法正确	2	1	0	0		
	提问	5	目的及注意事项	5	4	3	0		

六、知识拓展

1. 咽拭子　这是最常用的呼吸道采集方法，用于口咽腔取样，采集部位是双侧扁桃体隐窝、咽后壁及侧壁。咽拭子取样方便，操作相对简单，受试者痛苦较小，因此临床上最为常用。

2. 鼻拭子　须深深插入鼻咽腔，采集过程中患者容易因鼻部瘙痒而打喷嚏，可能出现拭子断裂在鼻腔、鼻出血等情况。相对咽拭子，鼻拭子操作相对困难，受试者痛苦较大，心理恐惧更大。

3. 新型咽拭子采集方法及装置　包括防护罩型咽拭子采集装置、隔离间型采集装置、内镜辅助咽拭子采集装置、咽拭子自助采集装置和机器人咽拭子采集装置。

第四节　痰标本采集

一、概述

痰标本化验是临床工作中常用的检查方法,为医生进行有效的病原学诊断并合理选择抗生素提供指导,痰标本采集是痰标本化验的先行步骤。

二、目的

(1) 常规标本:如痰涂片经特殊染色检查细菌、虫卵及癌细胞等。
(2) 24 h标本:查找结核杆菌、虫卵计数,检查24 h痰量。
(3) 培养标本:检查痰液中的致病菌。

三、操作流程

痰标本采集操作流程如图1-11所示。

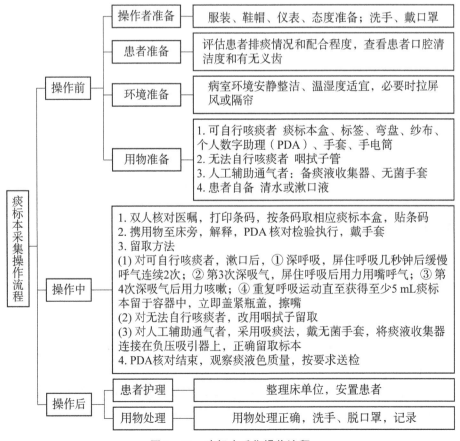

图1-11　痰标本采集操作流程

四、注意事项

（1）注意标本留取时间，一般检验以早晨第一口痰为宜。

（2）留取痰液标本时，先用清水漱口，用力咳出气管深处的痰液，留取痰液后，立即加盖，确保盖子密闭，避免污染容器外部。

（3）细菌学培养时应无菌采集痰标本。

（4）及时送检。

五、评分标准

痰标本采集操作评分标准如表1-5所示。

表1-5 痰标本采集操作评分标准

（操作时间：10 min）

科室：_____ 姓名：_____ 工号：_____ 监考人：_____ 考核日期：_____

项目		分值	考核要点	评分等级 A	B	C	D	得分	备注
评估	操作者准备	12	着装整洁，洗手、戴口罩	3	2	1	0		
	患者准备		1. 评估患者排痰情况和配合程度	3	2	1	0		
			2. 查看患者口腔清洁度和有无义齿	3	2	1	0		
	环境准备		安静、温湿度适宜	3	2	1	0		
计划	用物准备	4	可自行咳痰者：痰标本盒、标签、弯盘、纱布、PDA、手套、手电筒 无法自行咳痰者：咽拭子管 人工辅助通气者：备痰液收集器、无菌手套 患者自备清水或漱口液	4	3	2	1		
操作过程		64	1. 核对患者信息，解释操作目的及注意事项	6	4	2	0		
			2. 洗手，戴口罩	4	2	0	0		
			3. 备齐用物	6	4	2	0		
			4. 再次核对患者信息，PDA检验执行	6	4	2	0		
			5. 戴手套，给患者漱口	4	2	0	0		
			6. 指导方法正确、到位（可自行咳痰者）	8	6	4	2		
			7. 正确留取痰液	10	8	6	4		
			8. 口述其余两种采集方法	6	4	2	0		
			9. 清洁面部，给予舒适卧位	4	2	0	0		
			10.（PDA检验执行结束）及时送检，脱手套，洗手	10	8	6	4		

（续表）

项目	分值	考核要点	评分等级 A B C D				得分	备注
操作后	10	1. 整理床单位,安置患者	4	3	2	1		
		2. 处理用物	3	2	1	0		
		3. 洗手、脱口罩,记录	3	2	1	0		
评价 操作	10	1. 举止端庄,操作娴熟	3	2	1	0		
		2. 语言规范,指导患者方法正确	2	1	0	0		
提问		目的及注意事项	5	4	2	0		

六、知识扩展

（1）结核病是由结核分枝杆菌引起的以呼吸道传播为主的慢性传染病。痰液检查是诊断结核病的重要手段,但痰菌阳性率低的原因包括临床对病原学检查的重视程度不够、痰标本采集质量不高、痰标本数量不够、痰培养率低等,这与痰标本采集方法不够规范和准确有关。其中,提高肺结核患者痰标本质量尤为重要,这是实现肺结核病及早发现和准确诊断的关键。

（2）清晨采集的痰标本结核分枝杆菌阳性检出率最高,肺结核患者痰标本建议留取即时痰。

（3）肺结核患者应清晨留取第二口痰标本,较第一口痰标本结核分枝杆菌阳性率高。在收集痰液之前使用氯己定或制霉菌素液冲洗口腔,可降低痰标本的污染率,且不会对结核杆菌培养阳性率产生不利影响。

第五节　动脉血气标本采集

一、概述

动脉血气分析是通过对人体动脉血液中的 pH 值、氧分压（PO_2）和二氧化碳分压（PCO_2）等指标进行检测,从而对人体的呼吸功能和血液酸碱平衡状态做出评估的一种方法。

二、目的

（1）判断患者通气和氧合状态。

（2）了解机体酸碱平衡情况。

（3）监测呼吸机治疗效果。

（4）为制订治疗方案和护理计划提供依据。

三、操作流程

动脉血气标本采集操作流程如图 1-12 所示。

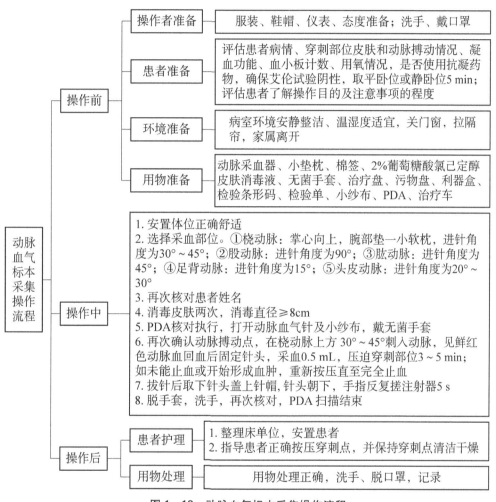

图 1-12 动脉血气标本采集操作流程

四、注意事项

（1）患者剧烈运动或洗热水澡 30 min 后抽血；吸痰 20 min 后抽血；呼吸机参数稳定 30 min 后抽血。

（2）选择桡动脉应保证侧支循环良好（艾伦试验阴性）。桡动脉进针角度为 30°～45°，股动脉穿刺必须垂直进针。

（3）血气采集过程中充盈不足时严禁拉动针栓，以免气泡产生。

（4）采集血标本 0.5～0.8 mL，以保证最佳抗凝效果。确认为动脉血方可送检，若疑为静脉血应重新采集血标本。

（5）穿刺部位按压 3～5 min 直至不出血为止。有出血倾向的患者不选择深动脉穿刺，按压时间延长或行加压包扎。

（6）采血完毕立即送检。

五、评分标准

动脉血气标本采集操作评分标准如表 1-6 所示。

表 1-6　动脉血气标本采集操作评分标准

（操作时间：15 min）

科室：_____　姓名：_____　工号：_____　监考人：_____　考核日期：_____

项目		分值	考核要点	评分等级				得分	备注
				A	B	C	D		
评估	操作者准备	3	着装整洁，洗手、戴口罩	3	2	1	0		
	患者准备	8	1. 评估患者病情、穿刺部位皮肤和动脉搏动情况、凝血功能、血小板情况、用氧状况、是否使用抗凝药物，确保艾伦试验阴性	4	3	2	1		
			2. 患者取平卧位或静卧位 5 min	2	1	0	0		
			3. 评估患者心理状态以及对疾病的认知程度	2	1	0	0		
	环境准备	3	安静，温湿度适宜，关门窗，拉隔帘，家属离开	7	5	3	1		
计划	用物准备	6	动脉采血器、小垫枕、棉签、2%葡萄糖酸氯己定醇皮肤消毒液、无菌手套、治疗盘、污物盘、利器盒、检验条形码、检验单、小纱布、PDA、治疗车	6	4	2	1		
操作过程		58	1. 核对（用 PDA 对检验条形码与患者信息进行核对）	4	3	2	1		
			2. 安置体位正确舒适；若为桡动脉采血，则掌心向上，腕部垫一小软枕	4	3	2	1		
			3. 消毒皮肤两次，消毒直径≥8 cm，PDA 核对执行	8	6	4	2		
			4. 准备物品，操作者戴无菌手套	8	6	4	2		
			5. 再次确认动脉搏动点，在桡动脉上方30°～45°刺入动脉，见鲜红色动脉血回血后固定针头，采血 0.5 mL，按压局部 3～5 min	10	8	6	4		
			6. 拔针后取下针头盖上针帽，针头朝下，手指反复搓注射器 5 s	10	8	6	4		
			7. 脱手套，快速洗手液洗手，PDA 扫描结束	10	8	6	4		

（续表）

项目		分值	考核要点	评分等级				得分	备注
				A	B	C	D		
操作后		12	1. 整理床单位,安置患者,观察注射部位	4	3	2	1		
			2. 再次核对,PDA 执行结束,立即将标本送检	4	3	2	1		
			3. 处理用物	2	1	0	0		
			4. 洗手、脱口罩,记录	2	1	0	0		
评价	操作	10	1. 举止端庄,操作娴熟	3	2	1	0		
			2. 语言规范,指导患者方法正确	2	1	0	0		
	提问		目的及注意事项	5	4	3	0		

六、知识扩展

1. 动脉留置导管取血

1）开放式导管的标本采集

（1）采血器准备：将动脉采血器从无菌包装中取出,按照产品说明书的要求将针栓调整到预设位置。准备废弃液体用注射器(5～10 mL),将针栓推至 0 刻度。

（2）稀释血液移除：戴手套,消毒采血处的三通,联通注射器与患者动脉端,抽出导管无效腔体积 3 倍的混合血液,将三通转动至三不通(患者端、空气端、冲洗液端)状态。

（3）标本采集：移除注射器,将动脉采血器与三通连接头连接,打开三通;待血液自动充盈至预设位置,关闭三通,将动脉采血器与导管分离。

（4）排气：若血标本中有气泡,翻转采血器,将纱布置于动脉采血器上端,轻推针栓,缓慢排出气泡。

（5）标本处理：立即封闭动脉采血器,并根据产品说明书要求使血液与动脉采血器内的抗凝剂充分混匀,标记样本。

（6）稀释血液处理：一般建议废弃混合血液。但对于特别关注失血问题的患者,在保证混合血液未出现血凝块及无污染风险的情况下,可考虑回输入患者体内。

（7）冲洗导管：按压冲洗阀门,冲洗动脉导管;转动采血处的三通,将三通内的血液冲洗干净,关闭三通。

2）封闭式导管的标本采集

（1）采血器准备：将动脉采血器从无菌包装中取出,按照产品说明书的要求将针栓调整到预设位置。

（2）稀释血液移除：戴手套,连通注射器与患者动脉端,抽出导管无效腔体积 3 倍的混合血液,将三通转动至三不通(患者端、空气端、冲洗液端)状态。

（3）标本采集：消毒采血窗,将动脉采血器与采血窗连接,待血液自动充盈采血器后,将动脉采血器与导管分离。

（4）排气、标本处理：同开放式导管的标本采集。

（5）稀释血液处理：打开连接注射器的三通，在保证混合血液无污染风险情况下，将注射器内的混合血液回输给患者，关闭连接注射器的三通。

（6）冲洗导管：同开放式导管的标本采集，冲洗液可选用 0.9% 的生理盐水（加或不加肝素），若使用肝素生理盐水封管，可采用 500 mL 生理盐水加入 1000～2500 IU 肝素保持管路通畅（肝素浓度 2～5 IU/mL），但须密切观察因肝素引起的血小板减少症及其后续的出血和血栓风险。

2. 各种指标及临床意义

（1）pH 参考值为 7.35～7.45，pH<7.35 为酸血症，pH>7.45 为碱血症，但 pH 值正常并不能完全排除无酸碱失衡。

（2）PCO_2 参考值为 4.65～5.98 kPa（35～45 mmHg），乘 0.03 为 H_2CO_3 含量，超出或低于参考值称为高碳酸血症或低碳酸血症，PCO_2>50 mmHg 有抑制呼吸中枢危险，是判断各型酸碱中毒主要指标。

（3）二氧化碳总量（TCO_2）的参考值为 24～32 mmHg，代表血中 CO_2 和 HCO_3 之和，在体内受呼吸和代谢两方面影响。代谢性酸中毒时 TCO_2 明显下降，碱中毒时 TCO_2 明显上升。

（4）PO_2 的参考值为 10.64～13.3 kPa（80～100 mmHg），PO_2<60 mmHg 即有呼吸衰竭，PO_2<30 mmHg 可有生命危险。

（5）动脉血氧饱和度（SaO_2）的参考值为 3.5 kPa（26.6 mmHg）。

（6）实际碳酸氢根（AB）的参考值为 21.4～27.3 mmol/L，标准碳酸氢根（SB）的参考值为 21.3～24.8 mmol/L，AB 是体内代谢性酸碱失衡的重要指标，在特定条件下计算出的 SB 也反映代谢因素。AB 和 SB 均正常表示酸碱内稳定正常，两者皆低为代谢性酸中毒（未代偿），两者皆高为代谢性碱中毒（未代偿）。AB>SB 为呼吸性酸中毒，AB<SB 为呼吸性碱中毒；

（7）剩余碱（BE）的参考值为 −3～3 mmol/L。BE 正值增大提示代谢性碱中毒，BE 负值增长提示代谢性酸中毒。

（8）阴离子隙（AG）的参考值为 8～16 mmol/L，是早期发现混合性酸碱中毒的重要指标。

第六节　简易呼吸器操作

一、概述

简易呼吸器（simple respirator）又称人工呼吸器或加压给氧气囊，是进行人工通气的简易工具。与口对口呼吸比较，供氧浓度高，且操作简便。尤其是患者病情危急、来不及行气管插管时，可以利用面罩直接加压给氧，使患者得到充分的氧气供应，快速纠正缺氧状态。

二、目的

（1）维持和增加机体通气量。

（2）纠正威胁生命的低氧血症。

三、操作流程

简易呼吸器操作流程如图1-13所示。

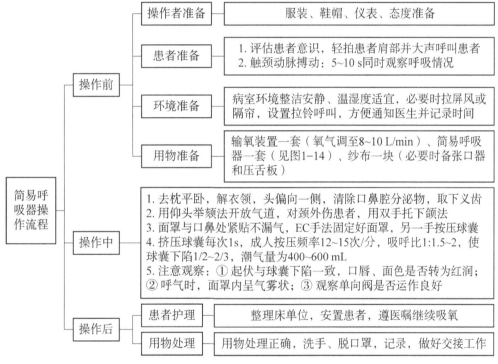

简易呼吸器操作流程	操作前	操作者准备	服装、鞋帽、仪表、态度准备
		患者准备	1.评估患者意识，轻拍患者肩部并大声呼叫患者 2.触颈动脉搏动：5~10 s同时观察呼吸情况
		环境准备	病室环境整洁安静、温湿度适宜，必要时拉屏风或隔帘，设置拉铃呼叫，方便通知医生并记录时间
		用物准备	输氧装置一套（氧气调至8~10 L/min）、简易呼吸器一套（见图1-14）、纱布一块（必要时备张口器和压舌板）
	操作中		1.去枕平卧，解衣领，头偏向一侧，清除口鼻腔分泌物，取下义齿 2.用仰头举颏法开放气道，对颈外伤患者，用双手托下颌法 3.面罩与口鼻处紧贴不漏气，EC手法固定好面罩，另一手按压球囊 4.挤压球囊每次1s，成人按压频率12~15次/分，吸呼比1:1.5~2，使球囊下陷1/2~2/3，潮气量为400~600 mL 5.注意观察：①起伏与球囊下陷一致，口唇、面色是否转为红润；②呼气时，面罩内呈气雾状；③观察单向阀是否运作良好
	操作后	患者护理	整理床单位，安置患者，遵医嘱继续吸氧
		用物处理	用物处理正确，洗手、脱口罩，记录，做好交接工作

图 1-13 简易呼吸器操作流程

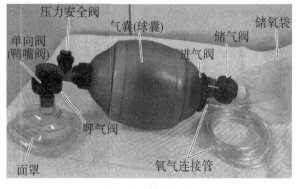

图 1-14 简易呼吸器

四、注意事项

（1）根据患者年龄选择适宜的简易呼吸器和面罩，各部件的功能和衔接均良好。

（2）保持患者呼吸道通畅，必要时清除气道异物，将患者安置在有效的通气位置。

（3）面罩应紧贴患者面部，使其完全盖住患者的嘴和鼻，否则易发生漏气。

（4）密切观察患者的胸部上升与下降情况，是否随着呼吸球囊的压缩而起伏；观察患者的面色、唇色、氧饱和度情况，单向阀工作是否正常，透明面罩内部是否呈气雾状。

（5）抢救者站于患者右侧头顶处，去枕头，嘱患者头后仰。

（6）采用 EC 手法时，用简易呼吸器时左手拇指和示指成"C"字形按住面罩，中指和环指托住患者下颌，中指、环指、小指构成"E"字钩住下颌，打开气道，拇指、示指构成"C"字固定面罩。

五、评分标准

简易呼吸器操作评分标准如表 1-7 所示。

表 1-7　简易呼吸器操作评分标准

（操作时间：10 min）

科室：_____　姓名：_____　工号：_____　监考人：_____　考核日期：_____

项目		分值	考核要点	评分等级				得分	备注
				A	B	C	D		
评估	操作者准备	13	着装整洁，洗手、戴口罩	5	4	3	2		
	患者准备		正确评估患者意识、呼吸、颈动脉搏动	6	5	3	2		
	环境准备		环境安全，必要时拉屏风或隔帘，设置打铃呼叫，方便通知医生并记录时间	2	1	0	0		
计划	用物准备	5	输氧装置一套、简易呼吸器一套、纱布一块（必要时备张口器和压舌板），放置合理	5	4	3	2		
操作过程		62	1. 核对患者信息，解释操作目的和注意事项	2	1	0	0		
			2. 正确安装吸氧装置，连接简易呼吸器	10	8	6	4		
			3. 去枕平卧解衣领，头偏向一侧，消除口鼻腔分泌物，取下义齿	10	8	6	4		
			4. 正确开放气道，固定面罩不漏气	10	8	6	4		
			5. EC 手法正确（用简易呼吸器时左手拇指和示指成"C"字形按住面罩，中指和环指托住患者下颌的手法。中指、环指、小指构成"E"字钩住下颌，打开气道；拇指、示指构成"C"字固定面罩）	10	8	6	4		

（续表）

项目		分值	考核要点	评分等级 A	B	C	D	得分	备注
			6. 挤压球囊每次 1 s,成人按压频率 12～15 次/分,吸呼比 1∶1.5～2,使球囊下陷 1/2～2/3,潮气量为 400～600 mL	10	8	6	4		
			7. 观察起伏与球囊下陷是否一致,口唇、面色是否转为红润;呼气时,面罩内是否呈气雾状;观察单向阀是否运作良好	10	8	6	4		
操作后		10	1. 整理床单位,安置患者	4	3	2	1		
			2. 处理用物	3	2	1	0		
			3. 洗手,记录,做好交接工作	3	2	1	0		
评价	操作	10	1. 举止端庄,操作娴熟	3	2	1	0		
			2. 语言规范,指导患者方法正确	2	1	0	0		
	提问		目的及注意事项	5	4	3	0		

六、知识扩展

1. 简易呼吸器的原理 氧气进入球形气囊和储氧袋,通过人工指压气囊打开前方活瓣,将氧气加压进入与患者口鼻紧贴的面罩内或者气管导管内,达到人工通气的目的（见图 1-15）。

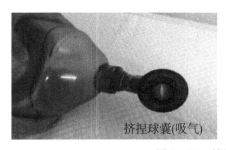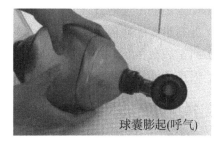

挤捏球囊(吸气)　　球囊膨起(呼气)

图 1-15　简易呼吸器原理

2. 适应证

（1）人工呼吸:各种原因所致的呼吸停止或呼吸衰竭的抢救及麻醉期间的呼吸管理。

（2）运送患者:适用于机械通气患者做特殊检查,进出手术室等情况。

（3）临时替代:遇到呼吸机故障、停电等特殊情况时,可临时应用简易呼吸器替代。

第二章 氧疗技术

第一节 鼻导管吸氧

一、概述

鼻导管吸氧(oxygen therapy by nasal catheter)是一种将鼻导管插入患者鼻孔一定深度给氧的方法,可以纠正由各种原因造成的缺氧状态,促进代谢,以维持机体生命活动。

二、目的

(1) 提供足够浓度的氧气。

(2) 提高患者的血氧含量及动脉血氧饱和度。

(3) 纠正或减少缺氧对机体的不利影响。

(4) 促进代谢,维持机体生命活动。

三、操作流程

鼻导管吸氧操作流程如图 2-1 所示。

四、注意事项

(1) 用氧前,检查氧气装置有无漏气,是否通畅。

(2) 严格遵守操作规程,注意用氧安全,切实做好"四防",即防火、防震、防热、防油,氧气瓶在搬运过程时避免倾倒撞击,氧气筒应放阴凉处,周围严禁烟火及易燃物品,至少距明火 5 m,距暖气 1 m,以防引起火灾,氧气表及螺口处勿上油,也不用带油的手装卸。

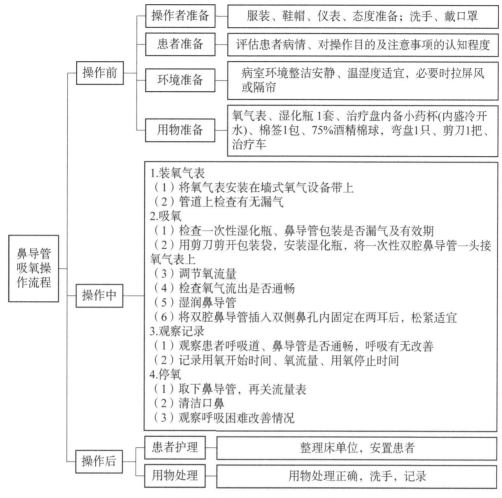

图 2-1 鼻导管吸氧操作流程

（3）使用氧气时，应先调节氧流量再使用；停用氧气时，应先拔出导管，再关闭氧气开关。如中途改变流量，先分离鼻导管与湿化瓶连接处，调节好流量再接上，以免一旦开关出错，大量氧气进入呼吸道而损伤肺组织。

（4）氧气筒内氧勿用尽，压力表至少要保留 $0.5\,\mathrm{MPa}(5\,\mathrm{kg/cm^2})$，以免灰尘进入筒内，再充气时引起爆炸。

（5）如使用氧气筒吸氧时对未用完或已用尽的氧气筒，应分别悬挂"满"或"空"的标志，既便于及时调换，也便于急用时搬运，提高抢救速度。

（6）用氧过程中，应加强监测。高流量吸氧不宜时间过长，控制氧吸入的浓度和时间，必要时选择机械通气，持续进行血氧饱和度监测，定期做血气分析。

五、评分标准

鼻导管吸氧操作评分标准如表 2-1 所示。

表 2-1　鼻导管吸氧操作评分标准

（操作时间：7 min）

科室：_____　姓名：_____　工号：_____　监考人：_____　考核日期：_____

项目		分值	考核要点	评分等级 A	B	C	D	得分	备注
评估	操作者准备	6	1. 服装、鞋帽整洁	2	1	0	0		
			2. 仪表大方，举止端庄	2	1	0	0		
			3. 洗手，戴口罩	2	1	0	0		
	患者准备	6	1. 评估患者病情、意识、缺氧程度及鼻腔通畅情况	4	3	2	1		
			2. 评估患者合作程度及心理反应	2	1	0	0		
	环境准备	2	安全、温湿度适宜	2	1	0	0		
计划	用物准备	5	按需要备齐氧气表、湿化瓶1套、治疗盘内备小药杯（内盛冷开水）、棉签1包、75%酒精棉球、弯盘1只、剪刀1把、治疗车	5	4	3	2		
操作过程		61	1. 核对医嘱、患者信息，确保患者体位舒适，环境清洁	8	6	4	2		
			2. 安全用氧（确保无漏气、明火、污染）	3	2	1	0		
			3. 清洁鼻腔	3	2	1	0		
			4. 装氧气装置，检查是否通畅，有无漏气	5	4	3	2		
			5. 连接鼻导管，检查是否通畅	5	4	3	2		
			6. 遵医嘱正确调节氧气流量	6	5	4	3		
			7. 鼻导管使用方法正确	5	4	3	2		
			8. 固定导管牢固、美观、松紧适宜	6	5	4	3		
			9. 观察，记录	5	4	3	2		
			10. 关闭氧气顺序正确	6	5	4	3		
			11. 帮助患者清洁面部	4	3	2	1		
			12. 观察患者呼吸困难改善情况	5	4	3	2		
操作后		10	1. 患者体位舒适、为患者保暖	4	3	2	1		
			2. 观察患者合作程度及心理反应	2	1	0	0		
			3. 洗手、整理用物，执行签字，记录	4	3	2	1		
评价		10	1. 动作、轻巧、准确、稳重、安全	5	4	3	2		
			2. 注意节力原则，操作时间少于7 min	5	4	3	2		

六、知识扩展

1. **吸氧的意义及作用**　吸氧用于纠正缺氧，提高动脉血氧分压和血氧饱和度的水平，促进代谢，是辅助治疗多种疾病（如呼吸衰竭、慢性气管炎、脑血管病、冠心病）的重要方法之一。即使临床缺氧症状不明显者，如某些外科手术前后的患者、大出血休克患者、胎心音不良或分娩时产程过长患者等,也有可能缺氧,甚至可能出现微循环代谢异常,因而也需要吸氧。

2. 鼻导管吸氧的适应证患者　①呼吸系统疾患影响肺活量者;②心脏功能不全,使肺部充血致呼吸困难者;③中毒,使氧不能由毛细血管渗入组织而导致缺氧者;④处于昏迷状态的患者,比如脑血管意外导致等。

第二节　面 罩 吸 氧

一、概述

面罩吸氧(mask oxygen inhalation)是一种常见的氧疗方法,对于治疗某些呼吸系统疾病、改善缺氧症状等具有重要作用。面罩吸氧是通过将氧气供应到患者的面部,使患者吸入氧气,从而有效地提高患者血液中的氧含量,改善缺氧症状。

二、目的

(1) 纠正各种原因造成的缺氧状态。

(2) 促进组织的新陈代谢,维持机体生命活动。

三、操作流程

面罩吸氧的操作流程如图 2-2 所示。

四、注意事项

(1) 严格遵守操作规程,注意用氧安全,周围严禁烟火,切实做好防火、防热、防油。

(2) 注意面罩要紧贴患者面部,检查有无漏气、面罩瓣膜功能是否良好,从而保证患者顺利呼出气体,避免 CO_2 重吸收;观察口鼻周围皮肤情况。

(3) 用氧过程中,应加强监测,准确评估患者生命体征,判断用氧效果,观察有无氧疗不良反应发生。

(4) 使用氧气时,应先调节氧流量再使用;停用时,先断氧,再关闭氧气开关。

五、评分标准

面罩吸氧操作评分标准如表 2-2 所示。

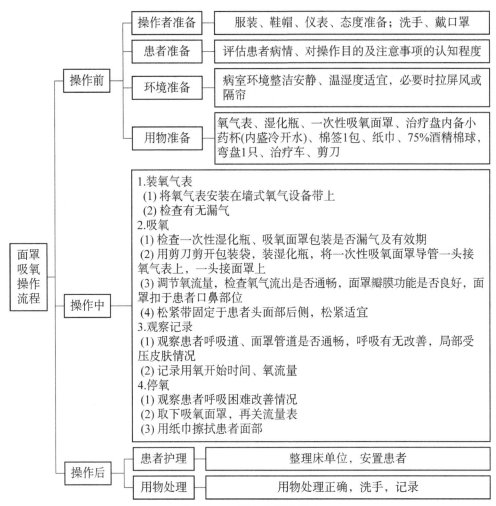

图 2-2　面罩吸氧操作流程

表 2-2　面罩吸氧操作评分标准

（操作时间：7 min）

科室：＿＿＿＿　姓名：＿＿＿＿　工号：＿＿＿＿　监考人：＿＿＿＿　考核日期：＿＿＿＿

项目		分值	考核要点	评分等级				得分	备注
				A	B	C	D		
评估	操作者准备	6	1. 服装、鞋帽整洁	2	1	0	0		
			2. 仪表大方,举止端庄	2	1	0	0		
			3. 洗手,戴口罩	2	1	0	0		
	患者准备	6	1. 评估患者病情、意识、缺氧程度及鼻腔通畅情况	4	3	2	1		
			2. 评估患者合作程度及心理反应	2	1	0	0		
	环境准备	4	安全、温湿度适宜	4	3	2	1		

（续表）

项目		分值	考核要点	评分等级 A	B	C	D	得分	备注
计划	用物准备	8	按需要备齐氧气表、湿化瓶、一次性吸氧面罩、治疗盘内备小药杯（内盛冷开水）、棉签1包、纸巾、75%酒精棉球、考盘1只、治疗车、剪刀	6	4	2	0		
	安全与舒适	7	1. 核对患者信息，解释操作目的和注意事项	3	2	1	0		
			2. 安全用氧（确保无漏气、明火、污染）	4	3	2	1		
			3. 患者体位舒适，环境清洁	2	1	0	0		
操作过程	吸氧	32	1. 清洁鼻腔	2	1	0	0		
			2. 装氧气装置，检查是否通畅，有无漏气	5	4	3	2		
			3. 连接吸氧面罩管道，检查管道是否通畅、面罩瓣膜功能是否良好	4	3	2	1		
			4. 遵医嘱正确调节氧气流量	6	4	2	0		
			5. 面罩吸氧导管连接方法正确	5	4	3	2		
			6. 固定导管牢固、美观、松紧适宜	6	4	2	0		
			7. 观察、记录	4	3	2	1		
	停止吸氧	13	1. 关闭氧气顺序正确	6	4	2	0		
			2. 帮助患者清洁面部	2	1	0	0		
			3. 观察患者呼吸困难改善情况	5	4	3	2		
操作后		14	1. 确保患者体位舒适、为患者保暖	4	3	2	1		
			2. 观察患者的合作程度及心理反应	2	1	0	0		
			3. 洗手、整理用物，执行签字、记录	8	6	4	2		
评价		10	1. 动作、轻巧、准确、稳重、安全	5	4	3	2		
			2. 注意节力原则，操作时间少于7 min	5	4	3	2		

六、知识扩展

1. 面罩吸氧的优点

（1）提高舒适度：面罩吸氧可以减少无效腔的氧耗，使呼吸更加顺畅，同时减少对呼吸道黏膜的刺激，提高患者的舒适度（见图2-3）。

（2）效果显著：面罩吸氧可以提供稳定的氧气流量，使患者呼吸更加均匀，从而改善缺氧症状，提高治疗效果。

2. 面罩吸氧的临床应用　适用于各种原因引起的换气功能障碍，例如，患者在保持静息的状态下，不能维持身体所需的气体交换从而导致低氧血症甚至是呼吸衰竭。

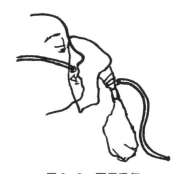

图2-3　面罩吸氧

第三节 制氧机吸氧

一、概述

人体组织的日常代谢需要大量的氧气。在人体缺氧的情况下,吸氧可以有效地缓解患者出现的不适症状。适度吸氧能有效纠正缺氧现象,提高患者的动脉血氧分压和氧饱和度,促进代谢,有助于治疗多种疾病。

二、目的

(1) 供给患者氧气。

(2) 提高患者血氧含量及动脉血氧饱和度。

(3) 纠正各种原因所造成的缺氧状态,促进代谢,维持机体生命活力。

三、操作流程

制氧机吸氧操作流程如图 2-4 所示。

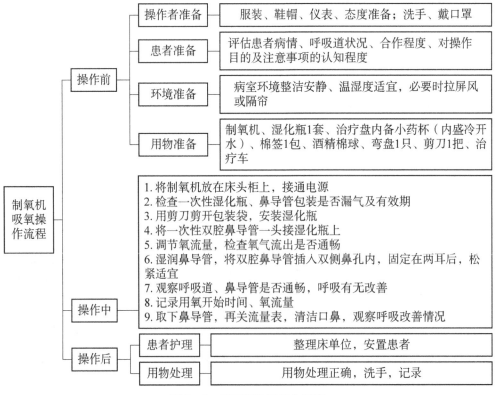

图 2-4 制氧机吸氧操作流程

四、注意事项

(1) 高流量吸氧时间不宜过长。

(2) 控制氧吸入的浓度和时间,预防氧中毒。

(3) 血氧饱和度监测,必要时行血气分析。

(4) 预防呼吸道分泌物干燥,于湿化后给氧。

(5) 嘱患者多饮水,每天 500 mL 以上。

(6) 每日两次用湿棉签清洁鼻腔。

(7) 协助患者翻身、拍背,利于痰液排出。

五、评分标准

制氧机吸氧操作评分标准如表 2-3 所示。

表 2-3 制氧机吸氧操作评分标准

(操作时间:10 min)

日期:_____ 姓名:_____ 工号:_____ 监考人:_____ 成绩:_____

项目		分值	考核要点	评分等级				得分	备注
				A	B	C	D		
评估	自身准备	3	着装整洁,洗手、戴口罩	3	2	1	0		
	患者准备	6	1. 评估患者病情、呼吸功能状况及合作程度	3	2	1	0		
			2. 评估患者心理状态、对疾病的认知程度	3	2	1	0		
	环境准备	5	1. 安静,温湿度适宜	3	2	1	0		
			2. 环境安全,无明火等	2	1	0	0		
计划	用物准备	4	制氧机等	4	3	2	1		
操作过程		62	1. 核对患者信息,解释操作目的及注意事项	2	1	0	0		
			2. 连接制氧机开关	10	8	6	4		
			3. 将湿化瓶正确连接制氧机,正确连接鼻导管	10	8	6	4		
			4. 遵医嘱正确调节氧流量,检查氧气流出是否顺畅	10	8	6	4		
			5. 湿润鼻腔,为患者正确佩戴鼻氧管	10	8	6	4		
			6. 将双腔鼻导管插入双侧鼻孔内,固定在两耳后,松紧适宜	10	8	6	4		
			7. 操作过程中观察患者面色、呼吸和脉搏,记录吸氧时间、氧流量	10	8	6	4		

（续表）

项目		分值	考核要点	评分等级				得分	备注
				A	B	C	D		
操作后		10	1. 整理床单位,安置患者	4	3	2	1		
			2. 处理用物	3	2	1	0		
			3. 洗手、脱口罩,记录	3	2	1	0		
评价	操作	5	1. 举止端庄,操作娴熟	3	2	1	0		
			2. 语言规范,指导患者方法正确	2	1	0	0		
	提问	5	目的及注意事项	5	4	3	0		

六、知识扩展

1. 制氧机的工作原理

制氧机是利用空气分离技术,先将空气以高密度压缩,再利用空气中各成分冷凝点的不同使之在一定的温度下气液脱离,再进一步精馏而得氧。家用制氧机工作原理:利用分子筛物理吸附和解吸技术,制氧机内装填分子筛,在加压时可将空气中氮气吸附,剩余的未被吸收的氧气被收集起来,经过净化处理后即成为高纯度的氧气。分子筛在减压时将所吸附的氮气排放回环境空气中,在下一次加压时又可以吸附氮气并制取氧气,整个过程为周期性动态循环,分子筛并不消耗。

2. 制氧机适用人群　①1 L、2 L制氧机多用于轻微缺氧人群的保健型吸氧,比如轻微缺氧的孕妇、白领等人群;②3 L制氧机多用于轻中度呼吸系统疾病、心脑血管疾病、"三高"等人群;③5 L制氧机多用于重症疾病患者和需要使用呼吸机人群,每日需要长时间吸氧的有慢阻肺、肺纤维化、肺切除、肺癌、尘肺等患者。

第四节　高流量氧治疗仪操作

一、概述

经鼻高流量湿化氧疗(high flow nasal cannula oxygen therapy, HFNC)作为一种新的呼吸支持技术近些年来在临床得到广泛应用。该治疗设备主要包括空氧混合装置、湿化治疗仪、高流量鼻塞以及连接呼吸管路,给患者提供相对恒定的吸氧浓度(21%～100%)、温度(31～37℃)和湿度的高流量(8～80 L/min)气体,并通过鼻塞进行氧疗,具有很好的舒适性。

二、目的

（1）改善血氧。

（2）保护气道。

（3）帮助排痰。

（4）预防感染。

三、操作流程

HFNC 操作流程如图 2-5 所示。

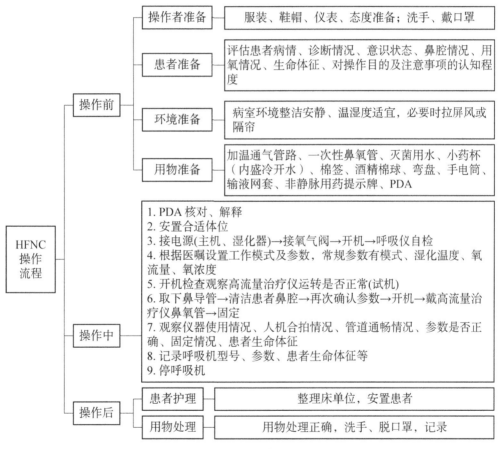

图 2-5 HFNC 操作流程

四、注意事项

（1）上机前应说明治疗目的以取得患者配合，建议卧位或头高位（大于 20°）。

（2）选择合适型号的鼻塞，建议选取小于鼻孔内径 50% 的鼻导管。

（3）严密监测生命体征、呼吸形式运动及血气分析的变化，及时调整。

（4）对张口呼吸患者，须嘱其配合闭口呼吸，不能配合者且不伴有 CO_2 潴留，可应用转接头将鼻塞转变为鼻/面罩方式进行氧疗。

（5）舌后坠伴 HFNC 效果不佳者，给予口咽通气道打开上气道，后将 HFNC 鼻塞与口咽通气道开口处连通。如不能改善，可考虑无创通气其他呼吸支持方式。

（6）避免湿化过度或湿化不足，密切观察气道分泌物性状变化，按需吸痰，防止痰堵窒息等紧急事件的发生。

（7）注意管路积水现象并及时处理，警惕误入气道引起呛咳和误吸，保持患者鼻塞位置的高度高于机器和管路水平，一旦报警，应及时处理管路冷凝水。

（8）如出现患者无法耐受的异常高温，应停机检测，避免灼伤气道。

（9）建议成人氧低流量时不小于 15 L/min。

（10）注意调节鼻塞固定带松紧，避免固定带过紧引起颜面部皮肤损伤。

（11）使用过程中如有机器报警，及时查看并处理，直至报警消除。

（12）使用过程中一旦出现机器故障报错，应及时停用，并记录报错代码提供给厂家以便售后，严禁报错机器继续使用。

五、评分标准

HFNC 操作评分标准如表 2-4 所示。

表 2-4　HFNC 操作评分标准

（操作时间：7 min）

科室：_____　姓名：_____　工号：_____　监考人：_____　考核日期：_____

项目		分值	考核要点	评分等级				得分	备注
				A	B	C	D		
评估	自身准备	6	1. 服装、鞋帽整洁	2	1	0	0		
			2. 仪表大方，举止端庄	2	1	0	0		
			3. 洗手，戴口罩	2	1	0	0		
	患者准备	6	1. 评估患者病情、意识状态、缺氧程度及鼻腔通畅情况	4	3	2	1		
			2. 观察患者合作程度及心理反应	2	1	0	0		
	环境准备	4	安全、温湿度适宜	4	3	2	1		
计划	用物准备	6	按需要备齐加温通气管路、一次性鼻氧管、灭菌用水、小药杯（内盛冷开水）、棉签、酒精棉球、弯盘、手电筒、输液网套、非静脉用药提示牌、PDA	6	4	2	0		
操作过程	安全与舒适	9	1. 核对患者信息，解释操作目的和注意事项	3	2	1	0		
			2. 安全用氧（确保无漏气、明火、污染）	4	3	2	1		
			3. 确保患者体位舒适，环境清洁	2	1	0	0		

（续表）

| 项目 | 分值 | 考核要点 | 评分等级 | | | | 得分 | 备注 |
			A	B	C	D		
吸氧	32	1. 连接电源，安装氧气阀，检查有无漏气	2	1	0	0		
		2. 加温通气管路及湿化器安装正确	5	4	3	2		
		3. 遵医嘱正确调节参数	4	3	2	1		
		4. 确认高流量治疗仪运转正常	6	4	2	0		
		5. 清洁鼻腔	5	4	3	2		
		6. 一次性鼻氧管使用方法正确，并固定正确	6	4	2	0		
		7. 使用情况观察	4	3	2	1		
停止吸氧	13	1. 关闭氧气顺序正确	6	4	2	0		
		2. 帮助患者清洁面部	2	1	0	0		
		3. 观察患者呼吸改善情况	5	4	3	2		
操作后	14	1. 确保患者体位舒适，为患者保暖	4	3	2	1		
		2. 观察患者合作程度及心理反应	2	1	0	0		
		3. 洗手、整理用物，执行签字、记录	8	6	4	2		
评价	10	1. 动作、轻巧、准确、稳重、安全	5	4	3	2		
		2. 注意节力原则，操作时间少于 7 min	5	4	3	2		

六、知识拓展

（1）HFNC 主要由主机、自动加湿水盒、加温呼吸管路、患者界面、氧气连接管等部分组成。其工作原理为涡轮将空气和氧气抽进管道，通过氧气浓度传感器和流量传感器测量后，经过单向阀送入自动加湿水盒中，气体在水盒中加温湿化后，进入加温呼吸管路中进行温度保持，HFNC 通过氧气浓度传感器、流量传感器、温度传感器感知气流状态，进而调整涡轮、氧气调节阀、加热板及加温呼吸管路的控制。

（2）为防止交叉感染，每次使用完毕后应进行终末消毒，用仪器自带的消毒回路进行仪器内部消毒即可。仪器外表应用 75% 酒精溶液或 1 000 mg/L 的含氯消毒剂进行擦拭消毒，鼻导管、湿化罐及管路为一次性物品，按医疗垃圾丢弃。空气过滤纸片应定期更换，建议每 3 个月或每 1 000 小时更换一次。

第三章 吸入疗法技术

第一节 氧气雾化吸入

一、概述

氧气雾化吸入是一种常用的急慢性呼吸系统疾病治疗方法,它通过将药液变成细微的气雾,随着患者吸气进入呼吸道。其特点是可以使雾量大小均匀,药液能够深入到终末支气管及肺泡,达到消炎、镇咳、祛痰、解除支气管痉挛、改善通气功能等治疗目的。

二、目的

(1) 控制、预防呼吸道感染,常用于呼吸道烧伤及胸部手术前后。

(2) 预防、治疗呼吸道感染,消炎、减轻呼吸道黏膜水肿、化痰祛痰、减轻咳嗽。

(3) 改善通气功能,解除支气管痉挛,使气道通畅。

三、操作流程

氧气雾化吸入操作流程如图3-1所示。

四、注意事项

(1) 雾化器内药液必须浸没弯管底部,否则药液不能喷出。

(2) 对于口含式雾化器,指导患者做深呼吸。吸入过程中,喷管口应放在舌根部,尽可能深长吸气,使药液充分吸入;呼气时,若雾化器无盖,须将手指盖住出气口,以防药液丢失。

(3) 操作中,避开烟火及易燃物,注意安全用氧。

五、评分标准

氧气雾化吸入操作评分标准如表3-1所示。

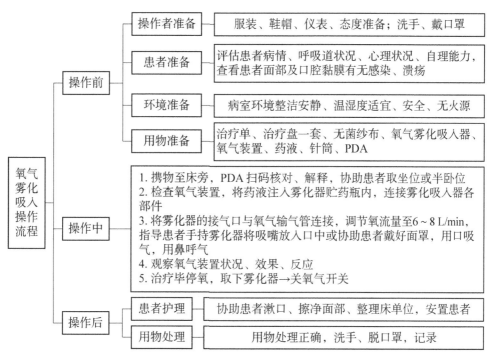

图3-1 氧气雾化吸入操作流程

表3-1 氧气雾化吸入操作评分标准

（操作时间：15 min）

科室：_____ 姓名：_____ 工号：_____ 监考人：_____ 考核日期：_____

项目		分值	考核要点	评分等级				得分	备注
				A	B	C	D		
	操作者准备	5	1. 仪表端庄，着装符合要求	3	2	1	0		
			2. 着装整洁，洗手、戴口罩	2	1	0	0		
评估	患者准备	10	1. 评估患者目前状况，尤其是呼吸系统情况	5	4	3	0		
			2. 评估患者的心理状况、自理能力，面部及口腔黏膜有无感染、溃疡等	5	4	3	0		
	环境准备	3	安全、温湿度适宜、无火源	3	2	1	0		
计划	用物准备	3	备齐治疗单、治疗盘一套、无菌纱布、氧气雾化吸入器、氧气装置、药液、针筒、PDA	3	2	1	0		
操作过程		57	1. 核对患者信息，解释操作目的和注意事项	5	3	1	0		
			2. 体位合适	3	2	1	0		
			3. 放置药液，无渗漏	1	0	0	0		
			4. 雾化器各部件连接正确	5	4	3	0		
			5. 雾化器与流量表装置连接牢固，无漏气	5	4	3	0		
			6. 调节氧气流量 6~8 L/min，有雾气喷出	5	4	3	0		

（续表）

项目	分值	考核要点	评分等级 A	B	C	D	得分	备注
		7. 指导患者手持雾化器或协助患者戴好面罩（如为幼儿指导家属协助），松紧适宜，指导患者均匀用口吸气，用鼻呼气	5	4	3	0		
		8. 观察患者对雾量是否耐受，必要时给予适当调整	5	4	3	0		
		9. 指导患者进行有效深呼吸	5	4	3	0		
		10. 告知患者不要自行摘除面罩或者调节氧流量	5	4	3	0		
		11. 告知患者雾化吸入过程中，如有不适，及时通知医护人员	5	4	3	0		
		12. 告知患者有关用氧安全的知识	2	1	0	0		
		13. 再次核对	2	1	0	0		
		14. 治疗完毕，取下面罩及雾化吸入器，关闭氧流量开关	4	3	2	0		
操作后	10	1. 协助患者漱口、面部清洁	4	3	2	0		
		2. 整理用物，安置患者	2	1	0	0		
		3. 处理用物正确	4	3	2	0		
评价	操作 7	1. 洗手、记录	2	1	0	0		
		2. 操作顺序正确，患者或家属能够知晓护士告知的事项	5	4	3	0		
	提问 5	目的及注意事项	5	4	3	0		

六、知识扩展

1. 原理与结构　雾化吸入疗法是利用气体射流原理，将水滴撞击的微小雾滴悬浮于气体中，形成气雾剂而输入呼吸道，进行呼吸道湿化或药物吸入的治疗方法。

2. 常用药物及其作用　①抗生素，如卡那霉素、庆大霉素等；②解痉药物，如氨茶碱、沙丁胺醇等；③稀化痰液帮助祛痰，如 α-糜蛋白酶、乙酰半胱氨酸制剂等；④减轻水肿，如地塞米松等。

第二节　超声雾化吸入

一、概述

超声雾化吸入技术（ultrasonic atomization inhalation technology）是应用超声波声能，

使药液变成细微的气雾,由呼吸道吸入,从而达到治疗目的。其特点是雾量大小可调节,雾滴小而均匀(直径$<5\,\mu m$),药液随着深而慢的吸气被吸入终末支气管及肺泡,达到保健和治疗的目的。

二、目的

(1) 控制和预防呼吸道感染:消炎、减轻呼吸道黏膜水肿、化痰祛痰、减轻咳嗽症状。

(2) 改善通气功能:解除支气管痉挛,使气道通畅。

(3) 配合人工呼吸作呼吸道湿化或间歇雾化吸入药物。

(4) 治疗肺癌,可间歇吸入抗癌药物以达到治疗效果。

三、操作流程

超声雾化吸入操作流程如图3-2所示。

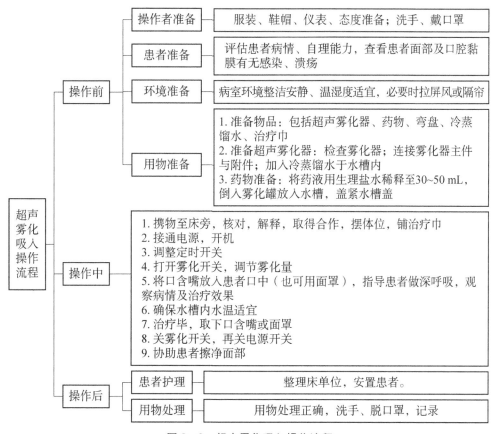

图3-2　超声雾化吸入操作流程

四、注意事项

(1) 水槽和雾化罐切忌加温水或热水。

（2）水槽底部的晶体换能器和雾化罐底部的透声膜薄而质脆，易破碎，应轻按，不能用力过猛。

（3）水槽内无足够的冷水及雾化罐内无液体的情况下不能开机。

（4）水温超过 60℃ 应停机调换冷蒸馏水。

（5）特殊情况须连续使用，无特殊情况中间须间歇 30 min。

（6）每次使用完毕，将雾化罐和口含器浸泡于消毒溶液内 60 min。

五、评分标准

超声雾化吸入操作评分标准如表 3-2 所示。

表 3-2 超声雾化吸入操作评分标准

（操作时间：10 min）

科室：_____ 姓名：_____ 工号：_____ 监考人：_____ 考核日期：_____

项目		分值	考核要点	评分等级				得分	备注
				A	B	C	D		
评估	操作者准备	9	着装整洁，洗手、戴口罩	3	2	1	0		
	患者准备		评估患者病情、呼吸功能状况、合作程度，查看患者面部及口腔有无感染、溃疡	3	2	1	0		
	环境准备		病室环境、温湿度适宜	3	2	1	0		
计划	用物准备	7	1. 超声雾化器且各部件衔接正确	3	2	1	0		
			2. 水槽内加水，要浸没雾化罐底部透声膜	2	1	0	0		
			3. 雾化罐药液准确	2	1	0	0		
操作过程		64	1. 核对患者信息，解释操作目的及注意事项，摆体位，铺治疗巾	8	6	4	1		
			2. 接通电源，预热 3～5 min	2	1	0	0		
			3. 调节定时开关至 15～20 min 处	5	4	3	2		
			4. 打开雾化开关，调节雾量准确	10	8	6	4		
			5. 口含嘴或面罩放置部位正确	5	4	3	2		
			6. 嘱患者紧闭口唇，指导患者做深呼吸	10	8	6	4		
			7. 观察病情及治疗效果	10	8	6	4		
			8. 确保水槽内水温适宜	2	1	0	0		
			9. 结束取下口含嘴，先关雾化开关，再关电源开关	10	8	6	4		
			10. 协助患者擦净面部	2	1	0	0		
操作后		10	1. 整理床单位，安置患者，取舒适卧位	3	2	1	0		
			2. 正确处理用物	4	3	2	1		
			3. 洗手、脱口罩，记录	3	2	1	0		

（续表）

项目		分值	考核要点	评分等级				得分	备注
				A	B	C	D		
评价	操作	5	1. 举止端庄,操作娴熟	3	2	1	0		
			2. 语言规范,指导患者方法正确	2	1	0	0		
	提问	5	目的及注意事项	5	4	3	0		

六、知识扩展

1. 超声雾化吸入的原理　超声波发生器通电后输出的高频电能通过水槽底部晶体换能器转换为超声波声能,声能震动并透过雾化罐底部的透声膜作用于罐内的药液,使药液表面张力破坏而成为细微雾滴,通过导管在患者深吸气时进入呼吸道。

2. 国内已上市雾化吸入药物制剂　①糖皮质激素:布地奈德、丙酸氟替卡松、丙酸倍氯米松;②支气管扩张剂:特布他林、沙丁胺醇、左沙丁胺醇、异丙托溴铵、复方异丙托溴铵;③祛痰药:乙酰半胱氨酸、氨溴索;④前列环素类药物。

第三节　吸入装置吸入疗法

一、概述

吸入疗法是将气雾或干粉状的药物,通过吸入装置经患者的口腔或鼻腔吸入呼吸道,从而达到治疗呼吸道疾病的一种方法。

二、目的

（1）用于慢性阻塞性肺病(COPD,包括慢性支气管炎和肺气肿)、伴随性呼吸困难的维持治疗及急性发作的预防。

（2）主要用于缓解哮喘或COPD患者的支气管痉挛,及预防运动诱发的哮喘,或其他过敏原诱发的支气管痉挛。目前常用的吸入装置可分为3类,包括压力定量吸入器(pMDI)、干粉吸入器(DPI)和软雾吸入器(SMI);吸入的代表药物为噻托溴铵粉雾剂(天晴速乐)和沙丁胺醇吸入气雾剂(万托林)。

三、操作流程

1. 单一剂量干粉吸入器操作流程　如图3-3所示。
2. 压力定量吸入器操作流程　如图3-4所示。

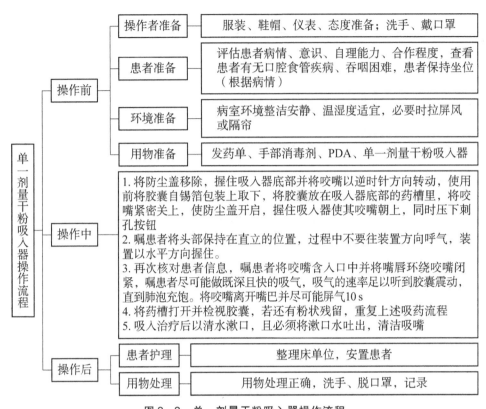

图3-3　单一剂量干粉吸入器操作流程

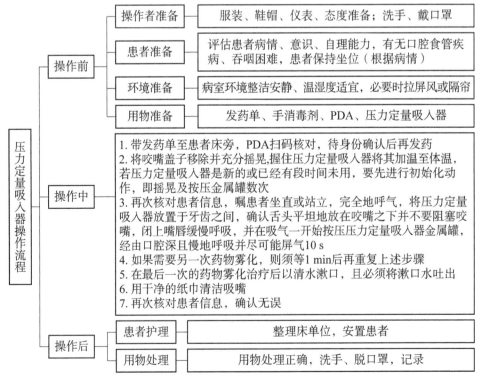

图3-4　压力定量吸入器操作流程

四、注意事项

1. 单一干粉剂量吸入器

(1) 患者取坐位,切记请勿平卧或侧卧。

(2) 胶囊应放在中央塞中经刺孔按钮刺破后吸入使用,切勿吞服。

(3) 患者头部尽量保持直立位置,以水平方向握住装置,先呼气,注意不要往装置方向呼气。

(4) 吸气的速率足以听到胶囊的震动。

(5) 吸药后应屏气 10 s。

(6) 用后倒出胶囊,用干净纸巾擦拭装置吸嘴。

(7) 吸药完毕用清水漱口,左右、上下、咽喉内打转三步,切勿将漱口水吞下。

2. 压力定量吸入器

(1) 患者取坐位,切记请勿平卧或侧卧。

(2) 气雾剂使用前要充分摇匀,不能颠倒吸嘴。

(3) 吸药前要呼气,切勿向装置内呼气或吹起。

(4) 要在吸气的同时按压气雾剂顶部使之喷药,经由口腔深且慢地吸入。

(5) 吸药后应屏气 10 s。

(6) 需要重复给药,应等待至少 1 min 后再次吸入。

(7) 使用完毕后用干净纸巾擦拭装置吸嘴。

(8) 吸药完毕用清水漱口,左右、上下、咽喉内打转三步,切勿将漱口水吞下。

五、评分标准

单一剂量干粉吸入器和压力定量吸入器操作评分标准分别如表 3 - 3 和表 3 - 4 所示。

表 3-3　单一剂量干粉吸入器操作评分标准

(操作时间:10 min)

科室:_____　姓名:_____　工号:_____　监考人:_____　考试日期:_____

项目		分值	考核要点	评分等级				得分	备注
				A	B	C	D		
评估	操作者准备	13	仪表端庄,服装整洁	5	4	3	2		
	患者准备		1. 评估患者基本信息、病情、生命体征、意识、心理、自理能力等	3	2	1	0		
			2. 患者保持坐位(根据病情)	3	2	1	0		
	环境准备		安静、光线明亮、温度适宜,控制人员流动	2	1	0	0		

（续表）

项目		分值	考核要点	评分等级 A	B	C	D	得分	备注
计划	用物准备	2	发药单、手部消毒剂、PDA、单一剂量干粉吸入器	2	1	0	0		
操作过程		65	1. 核对医嘱（治疗单）、患者信息；解释操作的目的、注意事项及配合的技巧	10	8	6	4		
			2. 将防尘盖移除，握住吸入器底部并将咬嘴以逆时针方向转动，使用前将胶囊自锡箔包装上取下，将胶囊放在吸入器底部的药槽里，将咬嘴紧密关上，使防尘盖开启，握住吸入器使其咬嘴朝上，同时压下，此动作会将胶囊刺破	10	8	6	4		
			3. 嘱患者将头保持在直立的位置，过程中不要往装置方向呼气，装置以水平方向握住，按钮在左侧与右侧	10	8	6	4		
			4. 再次核对患者信息，嘱患者将咬嘴含入口中并将嘴唇环绕咬嘴闭紧，嘱患者尽可能做既深且快的吸气，吸气的速率足以听到胶囊震动，直到肺泡充盈。将咬嘴离开嘴巴并屏气10 s或在不会感到不舒服的状态下尽可能保持	10	8	6	4		
			5. 将药槽打开并检视胶囊，若还有粉状残留，重复上述吸药流程	10	8	6	4		
			6. 使用后将胶囊丢弃，关闭咬嘴及防尘盖，将装置储存于干燥通风的地方	10	8	6	4		
			7. 再次核对患者信息，确认无误	5	4	3	2		
操作后		15	1. 确保患者卧位舒适安全、符合病情需要，注意保暖。将呼叫器置于患者床旁，告知患者若有不良反应及时通知医护人员	3	2	1	0		
			2. 床单位干净、整洁、用物归位放置	3	2	1	0		
			3. 洗手，关心患者，与患者及家属有效沟通，操作熟练、规范、动作敏捷、稳重、安全、程序准确	5	4	3	2		
			4. 做好记录，密切观察患者用药后的效果和反应	4	3	2	1		
评价	提问	5	按掌握程度打分	5	4	3	2		

表3-4 压力定量吸入器操作评分标准

（操作时间：10 min）

科室：＿＿＿＿＿ 姓名：＿＿＿＿＿ 工号：＿＿＿＿＿ 监考人：＿＿＿＿＿ 考试日期：＿＿＿＿＿

项目		分值	考核要求	评分等级				得分	备注
				A	B	C	D		
评估	操作者准备	13	仪表端庄，服装整洁	5	4	3	2		
	患者准备		1. 评估患者病情、生命体征、意识、心理、自理能力等	3	2	1	0		
			2. 患者保持坐位（根据病情）	3	2	1	0		
	环境准备		安静、光线明亮、温度适宜，控制人员流动	2	1	0	0		
计划	用物准备	7	发药单、手部消毒剂、PDA、单一剂量干粉吸入器	7	5	3	1		
操作过程		60	1. 核对患者信息；解释操作的目的、注意事项及配合的技巧	5	4	3	2		
			2. 握住压力定量吸入器将其加温至体温	5	4	3	2		
			3. 将咬嘴盖子移除并充分摇晃	5	4	3	2		
			4. 若压力定量吸入器是新的或已经有段时间未用，要先进行初始化动作，即摇晃及按压金属罐数次	5	4	3	2		
			5. 嘱患者坐直或站立，完全地呼气，将压力定量吸入器放置于牙齿之间，确认舌头平坦地放在咬嘴之下并不要阻塞咬嘴，闭上嘴唇缓慢呼吸，并在吸气一开始按压压力定量吸入器金属罐，经由口深且慢的呼吸并屏气10 s，若患者无法屏气10 s，则尽可能憋气	10	8	6	4		
			6. 如果需要另一次药物雾化，则须等1 min后再重复上述步骤，直到医师所下医嘱的剂量达到为止	10	8	6	4		
			7. 若使用类固醇，患者必须在最后一次的药物雾化治疗后以清水漱口，且必须将漱口水吐出	10	8	6	4		
			8. 在每次使用压力定量吸入器后将咬嘴盖子盖回	5	4	3	2		
			9. 再次核对患者信息，确认无误	5	4	3	2		
操作后		15	1. 确保患者卧位舒适安全、符合病情需要，注意保暖	3	2	1	0		
			2. 保持病床单位干净、整洁，用物归位放置。	3	2	1	0		
			3. 洗手，关心患者，与患者及家属有效沟通，操作熟练、规范、动作敏捷、稳重、安全、程序准确	5	4	3	2		
			4. 做好记录，密切观察患者用药后的效果和反应	4	3	2	1		

（续表）

项目	分值	考核要求	评分等级 A B C D	得分	备注
评价	理论 5	按掌握程度打分	5 4 3 2		

六、知识扩展

1. 吸入疗法的原理　吸入疗法应用的气溶胶是以人工方法将固体或液体分割成微粒,并混悬于大气中组成的分散体系,由粒径小、质量轻、表面积大的离子组成,微粒具有稳定性和惯性。

2. 吸入治疗中药物的流转途径　流转途径如图3-5所示。

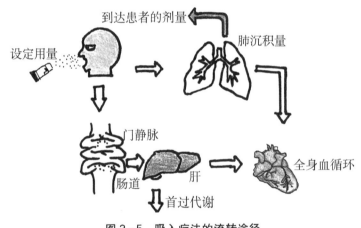

图3-5　吸入疗法的流转途径

3. 吸入疗法的临床应用　治疗气道慢性变应性炎症,如哮喘、慢阻肺、鼻炎、咽喉炎等。

第四章 呼吸训练技术

第一节 放松训练

一、概述

放松训练是使形体和精神从紧张状态松弛下来的一种练习。放松包含肌肉松弛和消除紧张两层含义,其直接目的是使形体放松,降低整个形、气、神的活动水平,最终实现心理上的放松,保持内环境的平衡与稳定。在临床上,放松训练通过以放松为核心的干预措施,改善身心的紧张状态,从而消除疲劳,缓解躯体症状,促进气血平衡和疾病的恢复。

二、目的

(1) 缓解紧张情绪,减轻心理压力。
(2) 增强自我调控情绪的能力,集中注意力。
(3) 降低机体活动水平,达到心理上的松弛。
(4) 促进身体恢复,保持内环境平衡与稳定。

三、操作流程

放松训练操作流程如图 4-1 所示。

四、注意事项

(1) 放松训练的方法多种,可单独或联合使用。
(2) 放松训练既强调身体、肌肉的放松,又强调精神、心理的放松。
(3) 放松训练是避免各种干扰。
(4) 放松训练每次 30 min,每天 1～2 次。

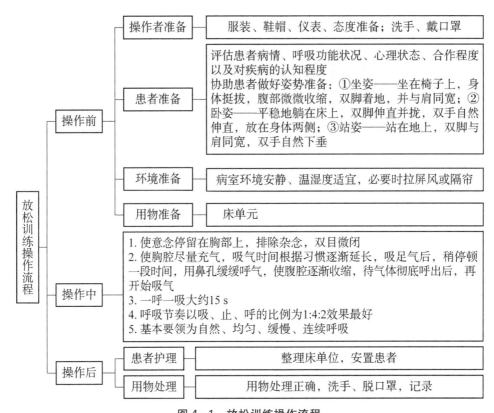

图 4-1 放松训练操作流程

五、评分标准

放松训练操作评分标准如表 4-1 所示。

表 4-1 放松训练操作评分标准

（操作时间：10 min）

科室：_____ 姓名：_____ 工号：_____ 监考人：_____ 考核日期：_____

项目	分值	考核要点	A	B	C	D	得分	备注
操作者准备		着装整洁，洗手、戴口罩	3	2	1	0		
评估 患者准备	14	1. 评估患者病情、呼吸功能状况、心理状态、合作程度以及对疾病好认知程度	3	2	1	0		
		2. 协助患者做好姿势准备	3	2	1	0		
环境准备		1. 安静、温湿度适宜	3	2	1	0		
		2. 必要时拉屏风或隔帘	2	1	0	0		

（评分等级列头跨 A B C D 四列）

（续表）

项目		分值	考核要点	评分等级				得分	备注
				A	B	C	D		
计划	用物准备	4	床单元	4	3	2	1		
操作过程		62	1. 核对患者信息,解释操作目的及注意事项	2	1	0	0		
			2. 确保体位正确(坐姿、卧姿、站姿)	10	8	6	4		
			3. 使患者胸腔尽量充气,逐渐延长吸气时间,吸足气后稍停顿	10	8	6	4		
			4. 患者用鼻缓缓呼气,使腹腔逐渐收缩	10	8	6	4		
			5. 确保患者吸、止、呼比例 1∶4∶2	10	8	6	4		
			6. 训练频率为每天两次,每次 30 min	10	8	6	4		
			7. 操作过程中观察患者面色、呼吸和脉搏	10	8	6	4		
操作后		10	1. 整理床单位,安置患者	4	3	2	1		
			2. 处理用物	3	2	1	0		
			3. 洗手、脱口罩,记录	3	2	1	0		
评价	操作	5	1. 举止端庄,操作娴熟	3	2	1	0		
			2. 语言规范,指导患者方法正确	2	1	0	0		
	提问	5	目的及注意事项	5	4	3	0		

六、知识扩展

1. 放松训练的原理　放松训练是一种自我调整方法,是通过机体主动放松来增强自我控制的有效手段。一般是在安静环境中按一定要求完成特定的动作程序,通过反复练习,使人学会有意识地控制自身的心理生理活动,以达到降低机体唤醒水平,增强适应能力,调整因过度紧张而造成的生理心理功能失调的目的,达到预防及治疗效果。

2. 放松训练的临床应用　采用稳定的、缓慢的深吸气和深呼气方法,达到松弛目的。一般要求连续呼吸 20 次以上,每分钟呼吸频率为 10～15 次(因人而异,要事先通过定期自我训练,在实践中自我体会,确定最佳呼吸频率,并要求训练成熟后再实际应用)。吸气时双手慢慢握拳,微屈手腕,最大吸气后稍屏息一段时间,再缓慢呼气,两手放松,全身处于肌肉松弛状态,如此重复呼吸。训练时注意力高度集中,排除一切杂念,思想专一,全身肌肉放松。平时每天练习 1～2 次,每次 10～15 分钟。有计划地训练,自我体会身心松弛的效果。每一疗程为 15～20 次。可休息几天,重复训练,直到符合要求为止。可采用坐位或卧位训练,成功后则随时可在实际中应用。切忌在未训练成功时匆忙使用,以致失败后怀疑本法的有效性。

第二节　腹式呼吸

一、概述

腹式呼吸(abdominal respiration)是中国传统养生学中常用的呼吸方法,指通过有意识地延长吸气和呼气时间,进行缓慢、深沉而有规律的呼吸,以实现对生理功能、心理功能和神经系统功能的调节。

二、目的

(1)让身体更平静。

(2)按摩内脏。

(3)减轻心肺压力。

(4)增加肺活量。

(5)减少身体体能消耗。

三、操作流程

腹式呼吸操作流程如图4-2所示。

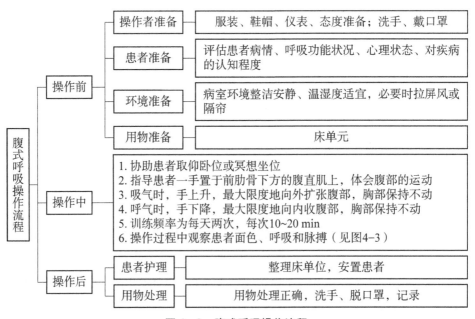

图4-2　腹式呼吸操作流程

四、注意事项

（1）呼吸要深长而缓慢。

（2）用鼻呼吸而不用口。

（3）一呼一吸在 15 s 左右，即深吸气（鼓起肚子）3～5 s，屏息 1 s；然后慢呼气（回缩肚子）3～5 s，屏息 1 s。

（4）患者熟练掌握后可同时配合缩唇呼吸。每天进行锻炼，时间由短到长，逐渐习惯平稳而缓慢地腹式呼吸。

（5）呼吸过程中如有口津溢出，可徐徐下咽。

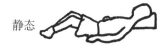
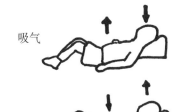

图 4-3　腹式呼吸

五、评分标准

腹式呼吸操作评分标准如表 4-2 所示。

表 4-2　腹式呼吸操作评分标准

（操作时间：10 min）

科室：＿＿＿＿　姓名：＿＿＿＿　工号：＿＿＿＿　监考人：＿＿＿＿　考核日期：＿＿＿＿

项目		分值	考核要点	评分等级 A	B	C	D	得分	备注
评估	操作者准备	14	着装整洁，洗手、戴口罩	3	2	1	0		
	患者准备		1. 评估患者病情、呼吸功能状况及合作程度	3	2	1	0		
			2. 评估患者心理状态、对疾病的认知程度	3	2	1	0		
	环境准备		1. 环境安静，温湿度适宜	3	2	1	0		
			2. 必要时拉屏风或隔帘	2	1	0	0		
计划	用物准备	6	床单元	4	3	2	1		
操作过程		60	1. 核对患者信息，解释操作目的及注意事项	2	1	0	0		
			2. 协助患者取仰卧位或冥想坐位	10	8	6	4		
			3. 指导患者一手置于前肋骨下方的腹直肌上，体会腹部的运动	10	8	6	4		
			4. 吸气时，手上升，最大限度地向外扩张腹部，胸部保持不动	10	8	6	4		
			5. 呼气时，手下降，最大限度地向内收腹部，胸部保持不动	10	8	6	4		
			6. 训练频率为每天两次，每次 15～20 min	10	8	6	4		
			7. 操作过程中观察患者面色、呼吸和脉搏	10	8	6	4		

（续表）

项目		分值	考核要点	评分等级				得分	备注
				A	B	C	D		
操作后		10	1. 整理床单位，安置患者	4	3	2	1		
			2. 处理用物	3	2	1	0		
			3. 洗手、脱口罩，记录	3	2	1	0		
评价	操作	10	1. 举止端庄，操作娴熟	3	2	1	0		
			2. 语言规范，指导患者方法正确	2	1	0	0		
	提问		目的及注意事项	5	4	3	0		

六、知识扩展

1. 腹式呼吸的原理　腹式呼吸是一种靠横膈膜（只能竖直方向移动）的运动产生气压差的呼吸方式。吸气横膈膜下沉，呼气横膈膜上升（见图4-4）。

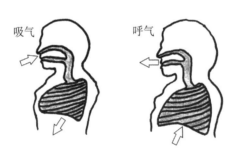

图4-4　腹式呼吸

2. 腹式呼吸的临床应用

（1）能够增加膈肌的活动范围，而膈肌的运动直接影响肺的通气量，研究证明膈肌每下降1 cm，肺通气量可增加250～300 mL。坚持腹式呼吸半年，可使膈肌活动范围增加4 cm，这对于肺功能的改善大有好处，是老年性肺气肿及其他肺通气障碍的重要康复手段之一。

（2）扩大肺活量，改善心肺功能。腹式呼吸能使胸廓得到最大限度地扩张，使肺下部的肺泡得以伸缩，让更多的氧气进入肺部，改善心肺功能。

（3）减少肺部感染，尤其是降低患肺炎的可能。

（4）改善腹部脏器的功能，尤其是脾胃功能，有利于舒肝利胆，促进胆汁分泌。腹式呼吸还可以通过降腹压而降血压，对高血压患者很有好处。

（5）安神益智。

（6）腹式呼吸法可以有效消除腹部多余的脂肪。

第三节　缩唇呼吸

一、概述

缩唇呼吸（pursed lip breathing）通过缩唇形成的微弱阻力延长呼气时间，这种阻力可向内传至支气管，使支气管内保持一定压力，提高气道内压，并使支气管在呼气时仍处于开放状态，防止呼气时气道过早塌陷。有利于排除肺内残留气体，改善患者的通气功能。

二、目的

（1）防止支气管及小支气管过早压瘪。

（2）增加肺泡内气体排出。

（3）减少肺内残气量。

（4）缓解缺氧症状。

（5）有助于改善肺功能。

三、操作流程

缩唇呼吸操作流程如图4-5所示。

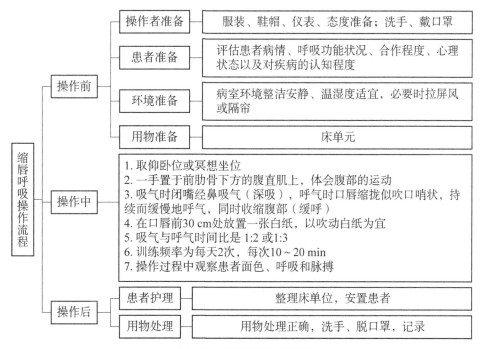

图4-5　缩唇呼吸操作流程

四、注意事项

（1）指导患者闭口经鼻至最大吸气，屏气后将口唇缩成吹口哨样，缓慢呼出气体，持续 5 s。

（2）吸气时保持腹部外凸，膈肌下降。

（3）呼吸时患者可自行调整缩唇程度。在口唇前 30 cm 处放置一张白纸，以吹动白纸为宜，保持腹部内凹，膈肌上升。

（4）在呼吸时将双手放在肋弓下，呼吸时肋弓下沉变小，吸气时肋弓向外扩展，以吸气和呼气的比例在 1∶2 或 1∶3 作为目标。

（5）患者熟练掌握后可同时配合腹式呼吸，每天进行锻炼，时间由短到长，逐渐习惯平稳而缓慢地缩唇呼吸。

（6）呼吸过程中如有口津溢出，可徐徐下咽。

五、评分标准

缩唇呼吸操作评分标准如表 4-3 所示。

表 4-3　缩唇呼吸操作评分标准

（操作时间：10 min）

科室：_____　姓名：_____　工号：_____　监考人：_____　考核日期：_____

项目		分值	考核要点	评分等级				得分	备注
				A	B	C	D		
评估	操作者准备	14	着装整洁、洗手、戴口罩	3	2	1	0		
	患者准备		1. 患者病情、呼吸功能状况及合作程度	3	2	1	0		
			2. 心理状态、对疾病的认知程度	3	2	1	0		
	环境准备		1. 安静、温湿度适宜	3	2	1	0		
			2. 必要时拉屏风或隔帘	2	1	0	0		
计划	用物准备	4	床单元	4	3	2	1		
操作过程		62	1. 核对患者信息，解释操作目的及注意事项	2	1	0	0		
			2. 取仰卧位或冥想坐位	10	8	6	4		
			3. 一手置于前肋骨下方腹直肌上，体会腹部运动	10	8	6	4		
			4. 吸气时闭嘴经鼻吸气（深吸），呼气时口唇缩拢似吹口哨状，持续缓慢地呼气，并收缩腹部（缓呼）	10	8	6	4		
			5. 缩唇的程度与呼气流量：在口唇前 30 cm 处放置一张白纸，以吹动白纸为宜	10	8	6	4		

（续表）

项目		分值	考核要点	评分等级				得分	备注
				A	B	C	D		
			6. 吸气与呼气时间比是 1∶2 或 1∶3	5	4	3	0		
			7. 呼吸功能锻炼 2 次/天，每次 10～20 min	10	8	6	4		
			8. 操作过程中观察患者面色、呼吸和脉搏	5	4	3	0		
操作后		10	1. 整理床单位，安置患者	4	3	2	1		
			2. 处理用物	3	2	1	0		
			3. 洗手、脱口罩、记录	3	2	1	0		
评价	操作	10	1. 举止端庄，操作娴熟	3	2	1	0		
			2. 语言规范，指导患者方法正确	2	1	0	0		
	提问		目的及注意事项	5	4	3	0		

六、知识扩展

1. 缩唇呼吸的原理　主要是对支气管内压进行提升，防止呼气时小气道过早陷闭，这样有助于肺泡中的气体排出（见图 4-6）。

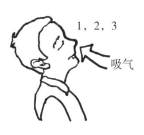

第一步：从鼻孔吸入空气，嘴唇紧闭

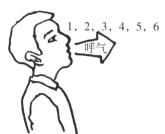

第二步：噘起嘴唇，慢慢呼气，如同吹口哨

图 4-6　缩唇呼吸

2. 缩唇呼吸的临床应用　缩唇呼吸是一种康复训练方法，适用于重度 COPD 患者，这些患者常常在支气管痉挛、惊恐或运动时肺内过度充气，对那些正接受运动康复或呼吸肌锻炼患者，缩唇呼吸则可作为一项辅助措施。缩唇呼吸无任何禁忌证。

第四节　呼吸肌训练

一、概述

呼吸肌训练的目的是加强和改善呼吸肌的肌力和耐力，以提高呼吸功能和效率。

这种训练主要针对膈肌和肋间肌群,通过一系列的练习和技术,促使呼吸肌群更好地完成呼吸过程。

二、目的

(1) 增强呼吸肌耐力。

(2) 改善呼吸功能。

(3) 增强支气管清洁能力:有利于排出呼吸道中的痰液和其他分泌物,减少感染和呼吸道疾病的发生。

三、操作流程

呼吸肌训练操作流程如图 4-7 所示。

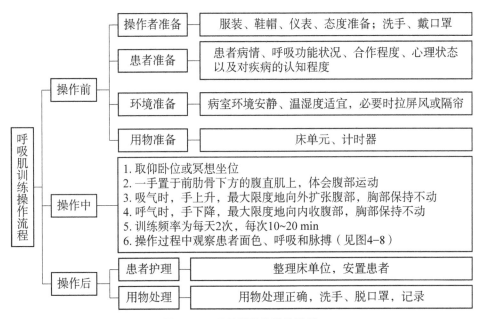

图 4-7 呼吸肌训练操作流程

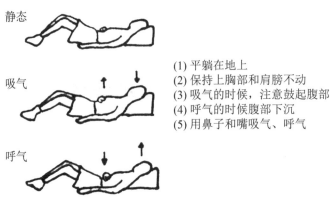

图 4-8 呼吸肌训练

四、注意事项

（1）针对个体差异，选择合适的训练方法。

（2）确保正确的姿势。

（3）逐渐增加训练强度。

（4）合理控制训练时间，每次训练持续 10～20 min。

（5）注意休息和恢复。

五、评分标准

呼吸肌训练操作评分标准如表 4-4 所示。

表 4-4 呼吸肌训练操作评分标准

（操作时间：10 min）

科室：_____ 姓名：_____ 工号：_____ 监考人：_____ 考核日期：_____

项目		分值	考核要点	评分等级				得分	备注
				A	B	C	D		
评估	操作者准备	14	着装整洁、洗手、戴口罩	3	2	1	0		
	患者准备		1. 评估患者病情、呼吸功能状况以及合作程度	3	2	1	0		
			2. 评估患者心理状态以及对疾病的认知程度	3	2	1	0		
	环境准备		1. 环境安静，温湿度适宜	3	2	1	0		
			2. 必要时拉屏风或隔帘	2	1	0	0		
计划	用物准备	4	床单元、计时器	4	3	2	1		
操作过程		62	1. 核对患者信息，解释操作目的及注意事项。	2	1	0	0		
			2. 取仰卧位或冥想坐位	10	8	6	4		
			3. 一手置于前肋骨下方腹直肌上，体会腹部运动	10	8	6	4		
			4. 吸气时，手上升，最大限度地向外扩张腹部，胸部保持不动	10	8	6	4		
			5. 呼气时，手下降，最大限度地向内收腹部，胸部保持不动	10	8	6	4		
			6. 训练频率为每天 2 次，每次 10～20 min	10	8	6	4		
			7. 操作过程中观察患者面色、呼吸和脉搏	10	8	6	4		
操作后		10	1. 整理床单位，安置患者	4	3	2	1		
			2. 处理用物	3	2	1	0		
			3. 洗手、脱口罩，记录	3	2	1	0		

（续表）

项目		分值	考核要点	评分等级				得分	备注
				A	B	C	D		
评价	操作	10	1. 举止端庄，操作娴熟	3	2	1	0		
			2. 语言规范，指导患者方法正确	2	1	0	0		
	提问		目的及注意事项	5	4	3	0		

六、知识扩展

1. **呼吸肌呼吸的原理**　呼吸肌是人体呼吸运动的重要动力来源，呼吸肌功能强弱直接影响人体肺功能。平静呼吸时，吸气为主动呼吸，由膈肌和肋间外肌收缩引发；呼气为被动呼吸，由膈肌和肋间外肌的舒张引发。用力吸气时，除了膈肌、肋间外肌的收缩，胸锁乳突肌、背部肌群、胸部肌群等发生收缩，参与扩张胸廓；用力呼气时，除了膈肌、肋间外肌的舒张，肋间内肌、腹肌等发生收缩，参与收缩胸廓。

2. **呼吸肌训练**　呼吸肌训练是一种吸气肌或呼气肌持续、规范的训练，通过改善最大吸气压和最大呼气压，增加呼吸肌群的力量与耐力。通常是以任务为导向的吸气肌或呼气肌独立训练及联合训练。大量临床研究显示，呼吸肌训练频率为每周至少3次，每次20～30 min，至少持续4周。需要强调的是，训练应在患者能接受的范围内进行；若患者感到疲劳，则应适当更改训练处方。临床上，常将呼吸肌训练分为力量训练和耐力训练，前者以高强度低频率为主，后者以低强度高频率为主。

第五节　局部呼吸训练

一、概述

局部呼吸训练（segmental lung expansion training）又称为胸廓扩张，是一种针对肺部特定区域因换气不足而进行的扩张训练，包括侧方胸廓的扩张、后方基底部扩张、右中叶或舌叶扩张、肺尖扩张。

二、目的

（1）改善呼吸功能。

（2）清除气道内的分泌物。

（3）保持呼吸道卫生。

（4）提高患者的心肺功能和全身功能，增加肺活量。

（5）尽可能恢复活动能力，重返社会。

三、操作流程

局部呼吸训练操作流程如图 4-9 所示。

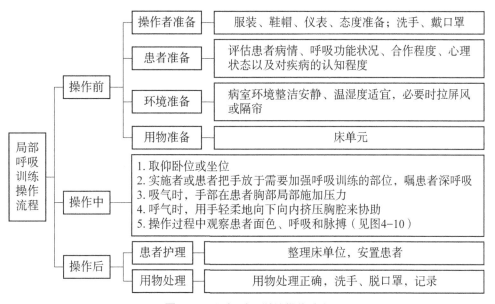

图 4-9　局部呼吸训练操作流程

其中流程图文字内容：

- 操作前
  - 操作者准备：服装、鞋帽、仪表、态度准备；洗手、戴口罩
  - 患者准备：评估患者病情、呼吸功能状况、合作程度、心理状态以及对疾病的认知程度
  - 环境准备：病室环境整洁安静、温湿度适宜，必要时拉屏风或隔帘
  - 用物准备：床单元
- 操作中
  1. 取仰卧位或坐位
  2. 实施者或患者把手放于需要加强呼吸训练的部位，嘱患者深呼吸
  3. 吸气时，手部在患者胸部局施加压力
  4. 呼气时，用手轻柔地向下向内挤压胸腔来协助
  5. 操作过程中观察患者面色、呼吸和脉搏（见图4-10）
- 操作后
  - 患者护理：整理床单位，安置患者
  - 用物处理：用物处理正确，洗手、脱口罩、记录

（标题：局部呼吸训练操作流程）

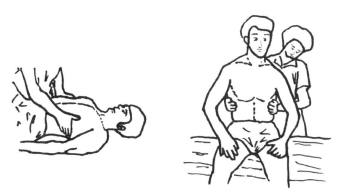

图 4-10　局部呼吸训练

四、注意事项

（1）训练环境安静，避免患者受到过多的干扰。

（2）患者穿宽松的衣物，采取舒适放松的体位。

（3）该训练适应于手术后及其他原因引起的肺不张或胸壁纤维化。

（4）临床病情不稳定、感染未控制、呼吸衰竭、训练时可导致病情恶化的其他临床情况、严重的认知缺陷及影响记忆和依从性的精神疾病患者不适用该训练方法。

五、评分标准

局部呼吸训练操作评分标准如表 4-5 所示。

表 4-5 局部呼吸训练操作评分标准

（操作时间：10 min）

科室：＿＿＿＿＿ 姓名：＿＿＿＿＿ 工号：＿＿＿＿＿ 监考人：＿＿＿＿＿ 考核日期：＿＿＿＿＿

项目		分值	考核要点	评分等级 A	B	C	D	得分	备注
评估	操作者准备	14	着装整洁，洗手、戴口罩	3	2	1	0		
	患者准备		1. 评估患者病情、呼吸功能状况以及合作程度	3	2	1	0		
			2. 评估患者心理状态以及对疾病的认知程度	3	2	1	0		
	环境准备		1. 环境安静、温湿度适宜	3	2	1	0		
			2. 必要时拉屏风或隔帘	2	1	0	0		
计划	用物准备	4	床单元	4	3	2	1		
操作过程		52	1. 核对患者信息，解释操作目的以及注意事项	2	1	0	0		
			2. 取仰卧位或坐位	10	8	6	4		
			3. 实施者或患者把手放于需要加强呼吸训练的部位，嘱患者深呼吸	10	8	6	4		
			4. 吸气时，手部在胸部局部施加压力	10	8	6	4		
			5. 呼气时，用手轻柔地向下向内挤压胸腔来协助	10	8	6	4		
			6. 操作过程中观察患者面色、呼吸和脉搏	10	8	6	4		
操作后		10	1. 整理床单位，安置患者	4	3	2	1		
			2. 处理用物	3	2	1	0		
			3. 洗手、脱口罩，记录	3	2	1	0		
评价	操作	20	1. 举止端庄，操作娴熟	3	2	1	0		
			2. 语言规范，指导患者方法正确	2	1	0	0		
	提问		1. 目的及注意事项	5	4	3	0		
			2. 适应证及禁忌证	10	8	6	4		

六、知识扩展

1. **局部呼吸训练的原理** 可以针对肺部特定区域因换气不足而进行扩张训练。
2. **局部呼吸训练的临床应用** 手术后及其他原因引起的肺不张或胸壁纤维化。

第六节 呼吸操锻炼

一、概述

呼吸操锻炼是一种腹式呼吸和缩唇呼吸联合应用的全身参与运动的呼吸康复训练方式,主要通过增强膈肌、腹肌和下胸部肌肉的活动度,加深呼吸幅度,增加通气量,利于肺泡残气排出,从而改善肺通气功能,提高气体交换效率。

二、目的

(1)改善呼吸困难。

(2)预防和治疗并发症。

(3)减少呼吸道感染并提高患者生活质量。

(4)改善胸廓活动度,提高肺活量。

(5)减少肺气肿患者残气量,锻炼呼吸肌。

三、操作流程

呼吸操锻炼操作流程如图 4 - 11 所示。

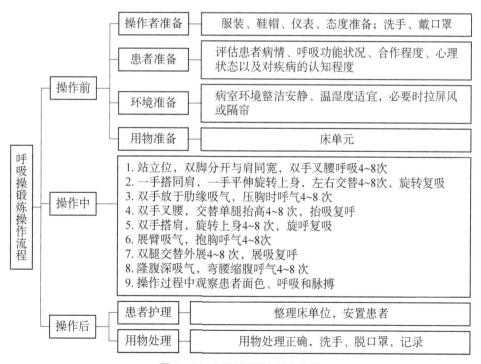

图 4 - 11 呼吸操锻炼操作流程

四、注意事项

1. 因人而异　结合呼吸生理和呼吸力学的机制,根据患者个体差异,为患者选择制订一套呼吸肌训练技术。

2. 循序渐进　根据患者的病情轻重程度,为患者制订训练计划。开始训练时,应有医护人员在场,先做示范动作,再给予具体指导,及时纠正不正确的动作,开始训练次数不宜过多,掌握方法后逐渐延长时间和增加频率。

3. 确保安全　开始训练时,密切观察患者的面色神态和生命体征。如有不适,不宜强行训练。锻炼量以患者自觉稍累而无呼吸困难为宜,心率较安静时增加少于20次/分,呼吸频率增加少于5次/分为宜。如训练过程中出现心力衰竭、呼吸衰竭要及时处理,必要时停止训练。

4. 持之以恒　呼吸肌训练要坚持长久,短时间的训练不会有明显成效,要指导患者坚持锻炼。

5. 贯穿性　缩唇呼吸和腹式呼吸贯穿全程。

五、评分标准

呼吸操锻炼操作评分标准如表 4-6 所示。

表 4-6　呼吸操锻炼操作评分标准

（操作时间:10 min）

科室:_____　姓名:_____　工号:_____　监考人:_____　考核日期:_____

项目		分值	考核要点	评分等级				得分	备注
				A	B	C	D		
评估	操作者准备	14	着装整洁,洗手、戴口罩	3	2	1	0		
	患者准备		1. 评估患者病情、呼吸功能状况以及合作程度	3	2	1	0		
			2. 评估患者心理状态以及对疾病的认知程度	3	2	1	0		
	环境准备		1. 环境安静、温湿度适宜	3	2	1	0		
			2. 必要时拉屏风或隔帘	2	1	0	0		
计划	用物准备	4	床单元	4	3	2	1		
操作过程		62	1. 核对患者信息,解释操作目的及注意事项	2	1	0	0		
			2. 站立位,双脚分开与肩同宽,双手叉腰呼吸4~8次	6	5	4	3		
			3. 一手搭同肩,一手平伸旋转上身,左右交替4~8次,旋转复吸	6	5	4	3		
			4. 双手放于肋缘吸气,压胸时呼气4~8次	6	5	4	3		

（续表）

项目		总分	考核要点	评分等级 A	B	C	D	得分	备注
			5. 双手叉腰,交替单腿抬高 4～8 次,抬吸复呼	6	5	4	3		
			6. 双手搭肩,旋转上身 4～8 次,旋呼复吸	6	5	4	3		
			7. 展臂吸气,抱胸呼气 4～8 次	6	5	4	3		
			8. 双腿交替外展 4～8 次,展吸复呼	6	5	4	3		
			9. 隆腹深吸气,弯腰缩腹呼气 4～8 次	6	5	4	3		
			10. 训练频率为每天 2 次,每次 15～20 min	6	5	4	3		
			11. 操作过程中观察患者面色、呼吸和脉搏	6	5	4	3		
操作后		10	1. 整理床单位,安置患者	4	3	2	1		
			2. 处理用物	3	2	1	0		
			3. 洗手、脱口罩,记录	3	2	1	0		
评价	操作	10	1. 举止端庄,操作娴熟	3	2	1	0		
			2. 语言规范,指导患者方法正确	2	1	0	0		
	提问		目的及注意事项	5	4	3	0		

六、知识扩展

呼吸操如图 4 - 12 所示。

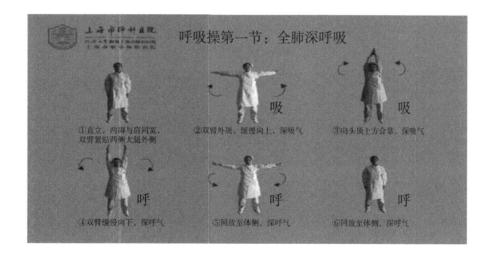

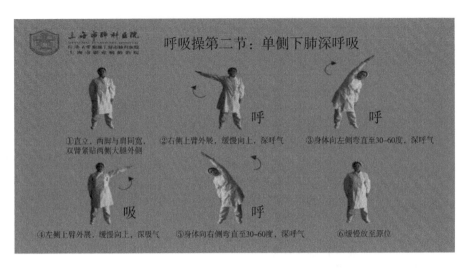

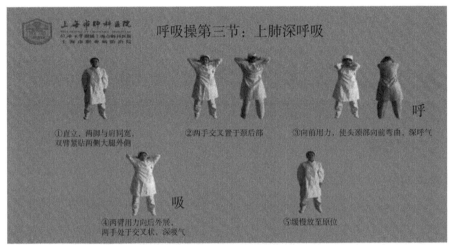

图 4 - 12 呼吸操

第七节　胸廓扩张运动

一、概述

胸廓扩张运动（thoracic dilation movement）是指着重于吸气的深呼吸运动。吸气是主动运动，在吸气末通常需屏气 3s，然后完成被动呼气动作。深吸气后屏气 3s 被应用于术后管理中，而且已有研究证实，这一策略可以减少肺组织的塌陷。胸廓扩张运动有助于肺组织的重新扩张，并协助移除和清理过量的支气管分泌物。

二、目的

（1）松动、移动气道内的分泌物。

（2）使塌陷肺组织再次膨胀。

（3）改善胸廓顺应性，并增加呼吸肌的肌力、耐力和效率。

三、操作流程

胸廓扩张运动操作流程如图 4 - 13 所示。

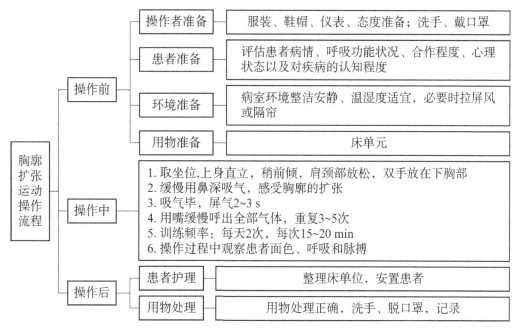

图 4 - 13　胸廓扩张运动操作流程

四、注意事项

（1）呼吸要深长而缓慢。

（2）用鼻吸气，用口呼气。

（3）将手放在胸廓两侧引导吸气时尽量扩张胸廓，在操作过程中亦可增加摇动、震动等手法。

（4）患者熟练掌握后可同时配合缩唇呼吸，每天进行锻炼，时间由短到长。

五、评分标准

胸廓扩张运动操作评分标准如表4-7所示。

表4-7　胸廓扩张运动操作评分标准

（操作时间：10 min）

科室：_____　姓名：_____　工号：_____　监考人：_____　考核日期：_____

项目		分值	考核要点	评分等级 A	B	C	D	得分	备注
评估	操作者准备	14	着装整洁，洗手、戴口罩	3	2	1	0		
	患者准备		1. 评估患者病情、呼吸功能状况以及合作程度	3	2	1	0		
			2. 评估患者心理状态以及对疾病的认知程度	3	2	1	0		
	环境准备		1. 环境安静、温湿度适宜	3	2	1	0		
			2. 必要时拉屏风或隔帘	2	1	0	0		
计划	用物准备	4	床单元	4	3	2	1		
操作过程		62	1. 核对患者信息，解释操作目的及注意事项	2	1	0	0		
			2. 取坐位，上身直立，稍前倾，肩颈部放松，双手放在下胸部	10	8	6	4		
			3. 缓慢用鼻深吸气，感受胸廓的扩张	10	8	6	4		
			4. 吸气毕，屏气2～3 s	10	8	6	4		
			5. 用嘴缓慢呼出全部气体，重复3～5次	10	8	6	4		
			6. 训练频率为每天2次，每次15～20 min	10	8	6	4		
			7. 操作过程中观察患者面色、呼吸和脉搏	10	8	6	4		
操作后		10	1. 整理床单位，安置患者	4	3	2	1		
			2. 处理用物	3	2	1	0		
			3. 洗手、脱口罩，记录	3	2	1	0		
评价	操作	10	1. 举止端庄，操作娴熟	3	2	1	0		
			2. 语言规范，指导患者方法正确	2	1	0	0		
	提问		目的及注意事项	5	4	3	0		

六、知识扩展

胸廓扩张呼吸即深呼吸，与正常呼吸相比，其主动吸气量较大，随后进行被动的呼气。吸气后，较大的肺容量增加了外周气道的气流量，也相应增加了呼气时的气流量，更易松动气道分泌物。在胸廓扩张运动中，当达到高肺容量时，肺泡之间的扩张力大于潮气量，可能有助于肺组织的再扩张，这种现象被称为肺泡相互依赖性。吸气时，扩张的肺泡对邻近的肺泡施加力,促进更多肺泡单元参与到呼吸过程中。

第八节 俯卧位通气

一、概述

俯卧位通气(prone positioning)是一种通过翻身设备或人工帮助患者进行翻身,使患者在俯卧位的状态下进行呼吸或机械通气的治疗技术,可有效预防肺通气—血流比例失调,使背侧萎陷的肺泡复张,同时在重力作用下,使肺及气管内的分泌物得到良好的引流,而且能减少心脏和纵隔对下垂肺区的压迫,是一种简单、经济、有效的呼吸治疗方式,多用于急性呼吸窘迫综合征的治疗。

二、目的

(1)改善低氧血症。
(2)改善高碳酸血症。
(3)提高肺可复张性。
(4)改善血流动力学。

三、操作流程

俯卧位通气操作流程如图4-14所示。

四、注意事项

(1)观察患者的皮肤黏膜压迫受损情况。
(2)注意人工气道、动静脉管道及各种引流管的压迫、扭曲、移位、脱出。
(3)注意患者气道的引流,防止气道阻塞。
(4)观察患者的颜面部是否水肿。
(5)注意手臂位置不正确导致神经麻痹。

五、评分标准

俯卧位通气操作评分标准如表4-8所示。

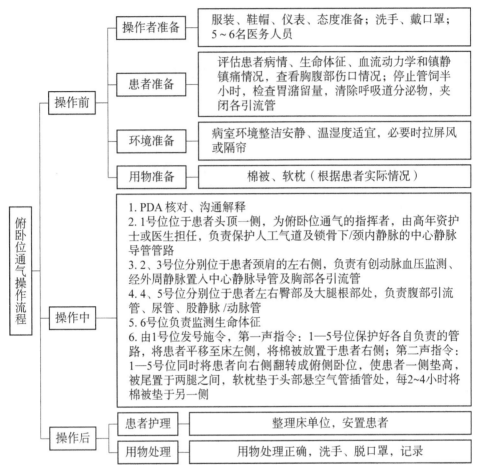

图 4-14　俯卧位通气操作流程

表 4-8　俯卧位通气操作评分标准

（操作时间：10 min）

科室：_____　姓名：_____　工号：_____　监考人：_____　考核日期：_____

项目		分值	考核要点	评分等级 A	B	C	D	得分	备注
评估	操作者准备	14	着装整洁,洗手、戴口罩	3	2	1	0		
	患者准备		1. 评估患者病情、血流动力学和镇静镇痛情况	3	2	1	0		
			2. 查看患者胸腹部伤口情况	3	2	1	0		
	环境准备		1. 环境安静、温湿度适宜	3	2	1	0		
			2. 必要时拉屏风或隔帘	2	1	0	0		
计划	用物准备	4	棉被、软枕	4	3	2	1		

（续表）

项目		分值	考核要点	评分等级				得分	备注
				A	B	C	D		
操作过程		62	1. 核对患者信息，解释操作目的及注意事项	2	1	0	0		
			2. 1号站位正确，负责保护人工气道及锁骨下/颈内静脉的中心静脉导管管路	10	8	6	4		
			3. 2—3号站位正确，负责有创动脉血压监测、经外周静脉置入中心静脉导管及胸部各引流管	10	8	6	4		
			4. 4—5号站位正确，负责腹部引流管、尿管、股静脉/动脉管	10	8	6	4		
			5. 6号站位正确，负责监测生命体征	10	8	6	4		
			6. 听从1号位第一声指令，执行顺序正确	10	8	6	4		
			7. 听从1号位第二声指令，执行顺序正确	10	8	6	4		
操作后		10	1. 整理床单位，安置患者	4	3	2	1		
			2. 处理用物	3	2	1	0		
			3. 洗手、脱口罩、记录	3	2	1	0		
评价	操作	10	1. 举止端庄，操作娴熟	3	2	1	0		
			2. 语言规范，指导患者方法正确	2	1	0	0		
	提问		目的及注意事项	5	4	3	0		

六、知识拓展

1. 俯卧位通气实施指征　中/重度急性呼吸窘迫综合征顽固性低氧血症，当呼气末正压（PEEP）≥5 cmH$_2$O（1 cmH$_2$O＝0.098 kPa），氧合指数≤150 mmHg时，应积极行俯卧位通气。

2. 俯卧位通气相对禁忌证　①严重血流动力学不稳定；②颅内压增高；③急性出血性疾病；④颈椎、脊柱损伤需要固定；⑤骨科术后限制体位；⑥近期腹部手术需限制体位者或腹侧部严重烧伤；⑦妊娠；⑧颜面部创伤术后；⑨不能耐受俯卧位姿势。

3. 俯卧位通气持续时间　目前俯卧位通气持续时间尚有争议，建议不少于12 h，但当出现明显并发症时（如恶性心律失常或严重血流动力学不稳定时）须考虑随时终止俯卧位通气。

第五章 机械通气技术

第一节 无创正压通气

一、概述

无创正压通气(non-invasive positive pressure ventilation,NIPPV)是指不需要侵入性或有创性的气管插管或气管切开,只是通过鼻罩、口鼻罩、全面罩或头罩等方式将患者与呼吸机相连接进行正压辅助通气的技术。

临床常用的无创正压通气模式有持续气道正压(continuous positive airway pressure,CPAP)、双相气道正压(bi-phasic positive airway pressure,BiPAP)和平均容量保证压力支持(average volume assured pressure support,AVAPS)等。

二、目的

(1)改善通气,纠正高碳酸血症。

(2)改善换气,纠正低氧血症。

(3)减少呼吸做功,减轻呼吸肌疲劳。

(4)维持血流动力学的稳定。

三、操作流程

NIPPV操作流程如图5-1所示。

四、注意事项

(1)指导患者不要随意增减氧流量。

(2)无创呼吸机有自动漏气补偿功能,因此漏气时会出现氧流速增大的现象,可能造成患者不适。

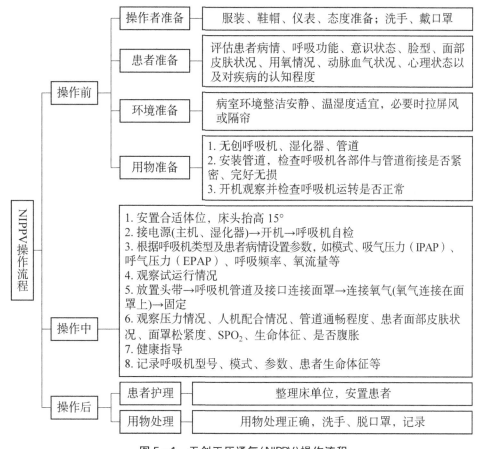

图 5-1　无创正压通气(NIPPV)操作流程

（3）经鼻呼吸，尽量保持口腔关闭，避免气体进入消化道，引起胃胀气，影响治疗效果。

（4）嘱患者保持咳痰意识，定时咳痰，保持一定的饮水量（每天 500 mL 以上）以保持气道湿润，痰不干结。

（5）观察患者的无创通气治疗效果，如呼吸频率、意识状况，同时观察呼吸机工作状态、同步性、管道通畅程度等，以及面罩位置、松紧程度及面部皮肤有无压力性损伤情况。

（6）注意监测指标变化及处理报警信号。

（7）注意安全，如管道的妥善固定，湿化液量、温度，集水瓶的方向等。

（8）湿化器、管道、过滤网、防尘网等按消毒隔离要求进行消毒。

五、评分标准

NIPPV 操作评分标准如表 5-1 所示。

表 5-1　无创正压通气(NIPPV)操作评分标准

（操作时间：15 min）

科室：_____　姓名：_____　工号：_____　监考人：_____　考核日期：_____

项目		分值	考核要点	评分等级				得分	备注
				A	B	C	D		
评估	操作者准备	14	着装整洁，洗手、戴口罩	3	2	1	0		
	患者准备		1. 评估患者病情、呼吸功能、意识状态、合作程度以及动脉血气	3	2	1	0		
			2. 评估患者心理状态以及对疾病的认知程度	3	2	1	0		
	环境准备		1. 环境安静、温湿度适宜	3	2	1	0		
			2. 必要时拉屏风或隔帘	2	1	0	0		
计划	用物准备	4	无创呼吸机、湿化器、管道	4	3	2	1		
操作过程		62	1. 核对患者信息，解释操作目的及注意事项	2	1	0	0		
			2. 体位安置	6	4	2	0		
			3. 各管道安装正确	8	6	4	2		
			4. 根据医嘱及病情正确调节模式、常用参数	10	8	6	4		
			5. 确认呼吸机调整运转正确	8	6	4	2		
			6. 面罩固定正确，松紧适宜	8	6	4	2		
			7. 使用情况观察	8	6	4	2		
			8. 健康指导	8	6	4	2		
			9. 记录	4	3	2	1		
操作后		10	1. 整理床单位，安置患者	4	3	2	1		
			2. 处理用物	3	2	1	0		
			3. 洗手、脱口罩，记录	3	2	1	0		
评价	操作	10	1. 举止端庄，操作娴熟	3	2	1	0		
			2. 语言规范，指导患者方法正确	2	1	0	0		
	提问		目的及注意事项	5	4	3	0		

六、知识扩展

1. 适应证和参考指征　无创正压通气主要适用于轻中度呼吸衰竭的早期救治，也可用于有创过渡到无创的通气序贯治疗、辅助撤机。参考指征如下。

（1）患者状况：①意识清醒，②能自主清除气道分泌物，③呼吸急促（频率>25 次/分），辅助呼吸肌参与呼吸运动。

（2）血气指标：海平面呼吸室内空气时，动脉血氧分压（PaO_2）<60 mmHg 伴或不伴二氧化碳分压（$PaCO_2$）>45 mmHg。

2. 禁忌证

（1）绝对禁忌证：心搏骤停或呼吸骤停（微弱），此时须立即采取心肺复苏、气管插管等生命支持措施。

（2）相对禁忌证：①意识障碍；②无法自主清除气道分泌物，存在误吸风险；③严重上消化道出血；④血流动力学不稳定；⑤上气道梗阻；⑥未经引流的气胸或纵隔气肿；⑦无法佩戴面罩的情况，如面部创伤或畸形；⑧患者不配合。

第二节　有创呼吸机使用

一、概述

有创呼吸机（invasive mechanical）是呼吸机的一种，又称多功能呼吸机，当人体自主呼吸不能满足正常生理需要时，可用它来支持人体呼吸。有创呼吸机可运用于心肺脑复苏的呼吸支持，各种原因导致的急性呼吸功能不全或氧合功能障碍，术中、术后呼吸支持，以及其他需要呼吸机治疗的患者。

二、目的

（1）维持适当的通气量，以满足机体需要。

（2）改善气体交换功能，维持有效的气体交换。

（3）减少呼吸肌做功。

（4）便于进行肺部雾化吸入治疗。

（5）预防性机械通气，用于开胸术后或败血症、休克、严重创伤所致呼吸衰竭的预防性治疗。

三、操作流程

有创呼吸机操作流程如图 5-2 所示。

四、注意事项

1. 密切监护　对于使用呼吸机的患者，应有专人看护，随时观察及记录患者的生命体征、血氧饱和度。应随时注意呼吸机螺纹管是否有积水，外换管是否有漏气脱落，患者是否有积痰，并根据不同情况进行相关处理。如果螺纹管出现积水，应该及时倾倒；管道脱落，应立即更换并重新连接；患者有积痰要立即吸出；贮水槽内的水应与水位线齐平，如在水位线下应加入无菌蒸馏水至水位线（不可高于水位线），这样才能保证呼吸机发挥正常功能；出现低气道压力报警时，应该检查呼吸机管道的连接情况。

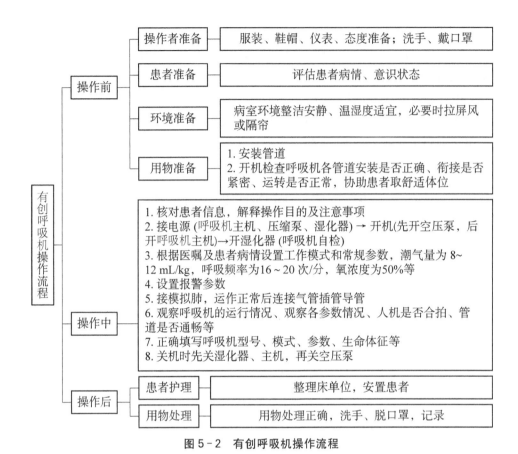

图 5-2　有创呼吸机操作流程

2. **定期消毒**　对气管切开患者,每班应更换切开处敷料,口腔护理每日两次。气管切开、气管插管的气囊每 4 小时放气一次,每次放气 5～10 min,放气时应预防管道脱落。呼吸机外部管道、雾化装置等每周更换一次。

3. **及时吸痰**　对使用机械通气的患者,应随时注意是否有痰液淤积,如出现以下任何一种情况应给予吸痰:患者咳嗽出现呼吸窘迫综合征;听诊闻及胸部有痰鸣音;呼吸机气道峰压过高报警;氧饱和度突然降低。吸痰前 5 min,让患者吸入纯氧,待血氧饱和度达到 97% 以上后,在呼吸机接头处断开,并将其接于体外膜肺氧合(ECMO)上,用适当的吸痰管由内向外快速抽吸。吸痰时密切观察氧饱和度,低于 87% 应暂停抽吸并接上呼吸机。

4. **加强湿化雾化**　使用呼吸机的患者要加强呼吸道湿化,每日雾化 2～3 次。按医嘱配制雾化液,倒入呼吸机雾化槽内,把呼吸模式改为辅助/控制通气(A/C)模式,按雾化键,看见白色气雾进入呼吸机管道后开始计时,15～20 min 后关闭,呼吸模式调至雾化前模式。雾化后如有积痰或痰液咳出,应及时给予抽吸。

五、评分标准

有创呼吸机操作评分标准如表 5-2 所示。

表 5-2 有创呼吸机操作评分标准

(操作时间:15 min)

科室:_____ 姓名:_____ 工号:_____ 监考人:_____ 考核日期:_____

项目		分值	考核要点	评分等级				得分	备注
				A	B	C	D		
评估	操作者准备	10	着装整洁,洗手、戴口罩	3	2	1	0		
	患者准备		评估患者病情、意识状态	4	3	2	1		
	环境准备		安静、温湿度适宜	3	2	1	0		
计划	用物准备	10	1. 准备呼吸机、管道、湿化器、灭菌注射用水、接口、模拟肺等	4	3	2	1		
			2. 安装管路,开机自检	6	5	4	3		
操作过程		60	1. 核对患者信息,解释操作目的及注意事项	3	2	1	0		
			2. 接电源(主机、压缩泵、湿化器)→开机(先开空压泵,后开主机)→开湿化器(呼吸机自检)	10	8	6	4		
			3. 根据医嘱及患者病情设置工作模式和常规参数	10	8	6	4		
			4. 设置报警参数	10	8	6	4		
			5. 模拟肺运作正常后连接气管插管导管	10	8	6	4		
			6. 观察呼吸机的运行情况、观察各参数情况、人机是否合拍、管道是否通畅等	10	8	6	4		
			7. 正确填写呼吸机型号、模式、参数、生命体征等	3	2	1	0		
			8. 关机时先关湿化器、主机,再关空压泵	4	3	2	1		
操作后		10	1. 整理床单位,安置患者	4	3	2	1		
			2. 处理用物	3	2	1	0		
			3. 洗手、脱口罩,记录	3	2	1	0		
评价	操作	10	1. 举止端庄,操作娴熟	3	2	1	0		
			2. 语言规范,指导患者方法正确	2	1	0	0		
	提问		目的及注意事项	5	4	3	0		

六、知识扩展

1. 呼吸机报警应急预案　如图 5-3 所示。

2. 呼吸机常见报警原因及处理方法　如表 5-3～表 5-11 所示。

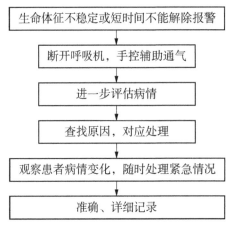

图5-3 呼吸机报警应急预案

表5-3 高压报警

项目	患者因素	呼吸回路因素	呼吸机因素
常见原因	1. 气道阻力增加 2. 胸肺顺应性下降 3. 患者激动、咳嗽、烦躁 4. 人机不协调	1. 呼吸管路内痰液阻塞、积水 2. 湿化器内水超过水位线 3. 导管末端贴壁 4. 人工气道/呼吸机管路扭曲	1. 模式、参数、报警上限的设置 2. 机器故障
处理方法	1. 应用支气管扩张剂,吸痰 2. 胸肺顺应性下降原因(肺水肿、气胸、积液)不同,处理方法不同 3. 更换模式参数,必要时应用镇静剂、肌松剂 4. 胃肠减压	1. 吸痰,排除呼吸机管道积水、打折、受压、扭曲,检查气管插管位置和通畅程度 2. 固定好气管导管,防止导管牵拉刺激患者咳嗽	更换呼吸机模式,调整呼吸机参数及报警上限设置,检查压力传感器,更换或重新标定

表5-4 低压报警

项目	患者因素	呼吸回路因素	呼吸机因素
常见原因	患者躁动不安,导致呼吸机管道连接脱落	1. 呼吸机闭合回路漏气,各连接管道松动 2. 积水杯、湿化罐密闭不严脱管 3. 气管插管或气管切开套管气囊充气不足或漏气 4. 气管插管位置过浅等	1. 报警设置 2. 传感器失灵 3. 呼气阀单向活瓣失灵
处理方法	适当给予患者镇静剂和身体制动	检查气管插管或气管切开人工气道通道及管路接口,检查气囊充气程度	检查呼吸机报警设置、参数设置、流量传感器、呼吸阀单向活瓣

表5-5 高容量报警

项目	患者因素	呼吸回路因素	呼吸机因素
常见原因	1. 呼吸深大或自主呼吸能力增强 2. 焦虑、疼痛、体温上升 3. 躁动、身体移动等	呼气流量感应器上有水汽凝结或流量传感器损坏	呼吸机参数、报警限度设置不当
处理方法	查明原因,做相应处理:如适当调整触发灵敏度,加大通气量,增加氧浓度,给予镇静药	清除传感器内的积水和堵塞物,注意动作要轻柔,避免损坏监测传感器	1. 合理设置报警限度和调整触发灵敏度 2. 根据机械通气对象,合理选择使用对象开关

表5-6 低容量报警

项目	患者因素	呼吸回路因素	呼吸机因素
常见原因	1. 气道阻力增加 2. 胸肺顺应性下降 3. 人机对抗 4. 呼吸驱动下降	1. 管路漏气 2. 气道阻塞导致吸气阶段提前终止	1. 报警限度设置 2. 机械辅助通气不足
处理方法	1. 根据病情增加通气量 2. 考虑更换通气模式 3. 正确设置触发灵敏度	1. 排除回路及人工气道漏气 2. 检查气管插管及气囊充盈度 3. 检查呼吸机各连接管道、积水杯、湿化罐	1. 调整呼吸机参数及报警设置 2. 检查流量传感器,更换或重新标定

表5-7 高呼吸频率报警

项目	患者因素	呼吸回路因素	呼吸机因素
常见原因	1. 发热、贫血、缺氧等 2. 气道阻力、顺应性改变 3. 代谢性酸中毒、中枢神经系统疾病	1. 管路积水 2. 人工气道、呼吸机管路阻力增加	1. 参数设置不当 2. 触发灵敏度过高
处理方法	1. 改善氧合、纠正酸中毒 2. 降温、纠正贫血,适当应用镇静剂、肌松剂等	1. 排除呼吸机回路积水 2. 检查呼吸机各连接管道、报警设置、呼吸机方式选择及参数设置 3. 检查呼气阀	1. 调整呼吸机参数及报警设置 2. 检查流量传感器,更换或重新标定

表 5-8 窒息报警

项目	患者因素	呼吸回路因素	呼吸机因素
常见原因	1. 患者无力触发呼吸机或自主呼吸频率太低或停止 2. 镇静过深	呼吸机回路大量漏气	1. 触发灵敏度、窒息报警的时间阈值或容量阈值设置不正确 2. 流量传感器安装位置不合适
处理方法	1. 更改模式、调整参数 2. 减少镇静剂使用	检查呼吸机回路、压力和流量传感器工作是否正常	1. 调整呼吸机设置参数 2. 正确安装流量传感器

表 5-9 电源报警

项目	供电不足	交流供电不足	电池电量不足	电池不工作
常见原因	呼吸机电源开关已闭合,但交流电或后备电池供电不足,该报警可能只提供声音报警	交流电源供电电压低于允许范围	蓄电池已安装,但电量已不足,仅可供系统工作不到 2 min	后备电池虽已安装但不工作
处理方法	检查供电的电源连接,更换呼吸机	检查供电电源情况、电源与呼吸机的连接情况	更换蓄电池	联系维修人员

表 5-10 气源报警

项目	空压机不工作	设备警告	屏幕阻断
常见原因	空气压缩机无法维持足够的供气压力	呼吸机检测到有设备故障存在	可能由于光感应被阻断或触摸屏幕出错
处理方法	检查患者情况,更换呼吸机,请维修人员维修	请维修人员维修	排除阻断因素或找维修人员

表 5-11 其他报警

项目	无氧气供应	无空气供应	氧浓度过高	氧浓度过低
常见原因	氧气氧源压力低于呼吸机工作的最低要求	空气氧源压力低于呼吸机工作的最低要求	患者呼吸周期中测得的氧浓度高于设置值 7% 以上至少 30 s	患者呼吸周期中测得的氧浓度低于设置值 7% 以上至少 30 s

（续表）

项目	无氧气供应	无空气供应	氧浓度过高	氧浓度过低
处理方法	检查患者和氧气气源情况,若有必要采用替代通气方式	检查患者和氧气气源情况,若有必要采用替代通气方式	检查患者、空气供应、氧浓度分析仪和呼吸机情况	检查患者、空气供应、氧浓度分析仪、呼吸机、血氧饱和度检测仪情况

第三节　气管插管术护理配合

一、概述

气管插管术(tracheal intubation)是指将气管导管经过口腔或鼻腔插入患者气管内,以辅助患者呼吸、解除气道梗阻、吸取气管分泌物等,常用于全身麻醉、气道梗阻、气道分泌物较多不能自行清除的患者。插管时医护娴熟的操作和默契的配合是插管成功的前提。更快、更安全地行气管插管,能及时地挽救患者生命,是提高抢救成功率的关键。

二、目的

（1）预防和缓解呼吸道梗阻,保证呼吸道通畅。
（2）对意识不清、昏迷患者,可起到预防误吸的作用。
（3）抽吸和清除呼吸道分泌物。
（4）进行人工机械通气,防止患者缺氧和二氧化碳潴留。
（5）提高复苏后的生命质量。

三、操作流程

气管插管术护理配合操作流程如图 5 - 4 所示。

四、注意事项

（1）动作熟练,迅速有效,与医生配合默契。
（2）全程密切观察病情变化。
（3）注意插管前患者体位的摆放,保证患者的口腔、咽喉、气道能处于同一纵轴方向,以达到能充分暴露声门的目的,并且保证患者有一定的舒适度。
（4）面罩加压给氧时,不可粗暴用力按压以免面罩损伤患者面部皮肤。
（5）气囊压力应维持在 $25\sim30\,\mathrm{cmH_2O}$,气囊内压力不足或气囊充气过度,均可能造成不良后果。

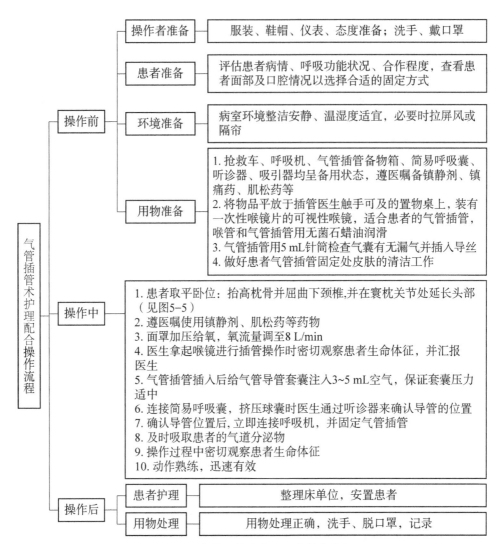

图5-4 气管插管术护理配合操作流程

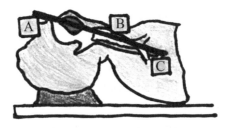

图5-5 气管插管的体位

五、评分标准

气管插管护理配合技术操作评分标准如表5-12所示。

表 5-12　气管插管术护理配合操作评分标准

(操作时间:10 min)

科室:＿＿＿＿　姓名:＿＿＿＿　工号:＿＿＿＿　监考人:＿＿＿＿　考核日期:＿＿＿＿

项目		分值	考核要点	评分等级				得分	备注
				A	B	C	D		
评估	自身准备	14	着装整洁,洗手、戴口罩	3	2	1	0		
	患者准备		1. 评估患者病情、呼吸功能状况及合作程度	3	2	1	0		
			2. 查看患者面部及口腔情况以选择合适的固定方式	3	2	1	0		
	环境准备		1. 环境安静、温湿度适宜	3	2	1	0		
			2. 必要时拉屏风或隔帘	2	1	0	0		
计划	用物准备	4	抢救车、呼吸机、气管插管备物箱、简易呼吸囊、听诊器、吸引器、镇静剂、镇痛药、肌松药、喉镜	4	3	2	1		
操作过程		62	1. 核对患者信息,解释操作目的及注意事项	2	1	0	0		
			2. 患者取平卧位:抬高枕骨并屈曲下颈椎,并在寰枕关节处延长头部	6	4	2	0		
			3. 遵医嘱使用镇静剂、肌松药等药物	6	4	2	0		
			4. 面罩加压给氧,氧流量调至 8 L/min	6	4	2	0		
			5. 医生拿起喉镜进行插管操作时密切观察患者生命体征,并汇报医生	6	4	2	0		
			6. 气管插管插入后给气管导管套囊注 3～5 mL 空气,保证套囊压力适中	6	4	2	0		
			7. 连接简易呼吸囊,挤压球囊时医生通过听诊器来确认导管的位置	6	4	2	0		
			8. 确认导管位置后,立即连接呼吸机,并固定气管插管	6	4	2	0		
			9. 及时吸引患者的气道分泌物	6	4	2	0		
			10. 操作过程中密切观察患者生命体征	6	4	2	0		
			11. 动作熟练,迅速有效	6	4	2	0		
操作后		10	1. 整理床单位,安置患者	4	3	2	1		
			2. 处理用物	3	2	1	0		
			3. 洗手、脱口罩,记录	3	2	1	0		
评价	操作	10	1. 举止端庄,操作娴熟	3	2	1	0		
			2. 语言规范,指导患者方法正确	2	1	0	0		
	提问		目的及注意事项	5	4	3	0		

六、知识扩展

1. 适应证

（1）自主呼吸突然停止或呼吸微弱、意识障碍、血流动力学不稳定，需要紧急建立人工气道，进行机械通气和治疗的患者。

（2）不能满足机体的通气和氧供的需要、严重酸中毒、严重呼吸肌疲劳的患者。

（3）不能自主清除上呼吸道分泌物、胃内容物反流或出血随时有误吸的患者。

（4）存在上呼吸道损伤、狭窄、阻塞、气管食管瘘等影响正常通气的患者。

（5）急性呼吸衰竭或不能满足机体通气和氧供的需要，而需要机械通气的患者。

（6）中枢性或周围性呼吸衰竭，不能满足机体通气和氧供的需要，而需要机械通气的患者。

（7）麻醉手术无绝对禁忌证。

2. 禁忌证　在喉水肿、急性喉炎、喉头黏膜下血肿、插管创伤等情况下进行气管插管可引起严重出血，在非急救情况下应避免使用。

3. 气囊压力过大或不足引起的并发症　为了保证正压通气的有效进行，人工气道的气囊应处于充盈状态，压力应维持在 $25\sim30\,cmH_2O$。气囊内压力至关重要。

（1）气囊内压力不足易导致漏气和潮气量损失，这不仅影响通气效果，还可能增加呼吸机相关性肺炎（VAP）的风险。

（2）人工气道气囊充气过度，压力作用在气管黏膜上，如超过局部组织的血流灌注压，就可以造成气管黏膜的缺血性损害；而长时间过高的气囊压力会造成气管黏膜的损伤，如缺血、喉咙疼痛和炎症甚至气道塌陷，后果严重。

第四节　气管插管固定

一、概述

如上一节所述，气管插管是建立人工气道的主要方式之一，广泛应用于急危重症患者的抢救，有效的气管插管固定是维持患者呼吸功能的有力措施。气管插管是将特制的气管内导管经声门置入气管的技术，可确保气道通畅、提供充足的氧气供应、方便进行呼吸道吸引和防误吸。

二、目的

（1）缓解呼吸道梗阻，保证呼吸道通畅。

（2）防止呕吐物和鼻腔分泌物误吸入肺部。

（3）便于呼吸道分泌物的抽吸和清除。

三、操作流程

气管插管固定操作流程如图 5-6 所示。

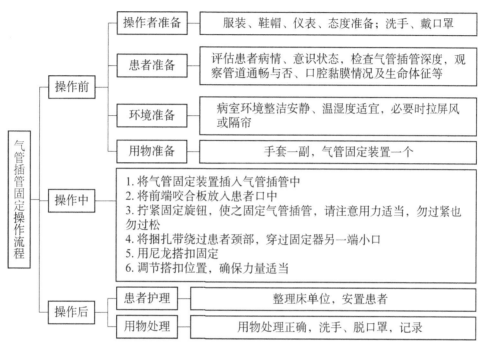

图5-6　气管插管固定操作流程

四、注意事项

1. 适度固定　不要过紧或过松固定,确保插管的位置和深度合适。

2. 注意检查　插管固定前检查患者是否有义齿和松动的牙齿,将其摘掉或去除,以免在固定过程中损伤或脱落,滑向气管,造成窒息使生命受到威胁。

3. 防止移动　当患者的头、颈或身体位置有任何移动时,请再次确认插管的位置和其他设备的畅通。

4. 减少压力损伤　为了减少压力损伤的风险,如果患者的状态允许,至少每2小时检查一次患者的嘴唇和皮肤。

5. 加强巡查　严禁带气管插管的患者无人看护,应高频率确认患者所使用产品的固定情况。

6. 禁用情况　一次性使用气管插管固定架是一次性的,严禁二次利用,包装破损时禁止使用。

五、评分标准

气管插管固定评分标准如表 5 - 13 所示。

表 5 - 13　气管插管固定评分标准

（操作时间：10 min）

科室：_____　姓名：_____　工号：_____　监考人：_____　考核日期：_____

项目		分值	考核要点	评分等级 A	B	C	D	得分	备注
评估	操作者准备		着装整洁，洗手、戴口罩	3	2	1	0		
	患者准备	21	1. 评估患者病情、意识状态	6	5	4	3		
			2. 检查气管插管深度，观察管道是否通畅、口腔黏膜情况及生命体征等	5	4	3	2		
			3. 安置体位	4	3	2	1		
	环境准备		环境安静、温湿度适宜	3	2	1	0		
计划	用物准备	4	手套一副，气管固定装置一个	4	3	2	1		
操作过程		55	1. 核对患者信息，解释操作目的及注意事项	3	2	1	0		
			2. 戴手套	3	2	1	0		
			3. 将气管固定装置插入气管插管中	10	8	6	4		
			4. 将前端咬合板放入患者口中	10	8	6	4		
			5. 拧紧固定旋钮，使之固定气管插管，请注意用力适当，勿过紧也勿过松	10	8	6	4		
			6. 将捆扎带绕过患者颈部，穿过固定器另一端小口	10	8	6	4		
			7. 用尼龙搭扣固定	4	3	2	1		
			8. 调节搭扣位置，确保力量适当	5	4	3	2		
操作后		10	1. 整理床单位，安置患者	4	3	2	1		
			2. 处理用物	3	2	1	0		
			3. 洗手、脱口罩，记录	3	2	1	0		
评价	操作	10	1. 举止端庄，操作娴熟	3	2	1	0		
			2. 语言规范，指导患者方法正确	2	1	0	0		
	提问		目的及注意事项	5	4	3	0		

六、知识扩展

1. 气管插管气囊压力正常值及调整

（1）压力正常值一般为 25～30 cmH$_2$O,这个压力水平可以确保气囊与气管壁紧密结合,防止漏气,允许气体顺利通过气管进入肺部,以维持正常呼吸功能,使通气和换气得到保证。

（2）压力不能过小或过大,过小会漏气,过大会导致患者气管黏膜的受损,甚至可能引起不同程度的缺血、缺氧甚至坏死。

（3）根据患者不同的情况来调整气囊压力,以保证插管的顺利进行。

2. 气管插管的固定方法　①胶布固定法;②压垫寸带固定法;③插管固定器固定法。

第五节　气管插管口腔护理

一、概述

口腔护理(oral care)是对口腔进行的一系列护理工作,包括对口腔内的牙齿、舌头、上颚、下颚等部位的清洁。一般情况下,需要通过对口腔的日常护理来达到预防口腔疾病、避免细菌感染的目的。

二、目的

（1）保持口腔的清洁、湿润,预防口腔感染等并发症。

（2）预防或减轻口腔异味,去除痰痂,清除牙垢,减少感染率,确保患者舒适。

（3）观察患者口腔变化,提供病情变化的信息。

三、操作流程

气管插管口腔护理操作流程如图 5-7 所示。

四、注意事项

（1）擦拭过程中注意棉球干湿度。

（2）擦拭过程中避免镊子触碰患者黏膜引起出血。

（3）操作过程中,观察患者生命体征,如有异常变化及时停止。

（4）操作前后观察插管深度,操作后检查气囊是否漏气。

（5）勿将棉球遗落在患者口腔内,操作后及时清点。

五、评分标准

气管插管口腔护理操作评分标准如表 5-14 所示。

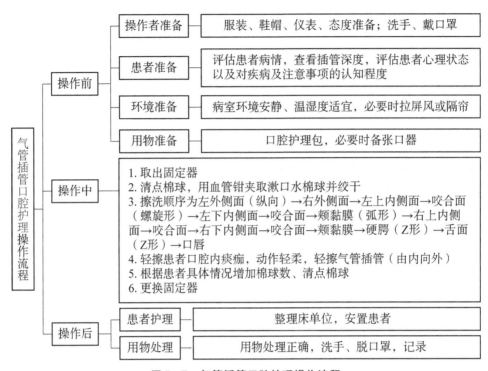

图 5-7　气管插管口腔护理操作流程

表 5-14　气管插管口腔护理操作评分标准

（操作时间：10 min）

科室：_____　姓名：_____　工号：_____　监考人：_____　考核日期：_____

项目		分值	考核要点	评分等级				得分	备注
				A	B	C	D		
评估	操作者准备	14	着装整洁,洗手、戴口罩	3	2	1	0		
	患者准备		1. 了解患者病情,听诊,查看气管插管深度	3	2	1	0		
			2. 了解患者心理状态以及对疾病的认知程度	3	2	1	0		
	环境准备		1. 环境安静、温湿度适宜	3	2	1	0		
			2. 必要时拉屏风或隔帘	2	1	0	0		
计划	用物准备	4	口腔护理包,必要时备张口器	4	3	2	1		
操作过程		62	1. 核对患者信息,解释操作目的及注意事项	2	1	0	0		
			2. 取下插管固定器,检查插管深度	3	2	0	0		
			3. 根据患者病情取卧位	2	0	0	0		
			4. 颈下铺巾	2	0	0	0		
			5. 擦口唇	2	0	0	0		

（续表）

项目		分值	考核要点	评分等级				得分	备注
				A	B	C	D		
			6. 观察口腔（对昏迷患者,正确使用张口器）	3	2	1	0		
			7. 清点棉球,夹取和绞干棉球方法正确	5	3	1	0		
			8. 棉球湿度适宜	5	3	1	0		
			9. 擦洗方法顺序正确	10	5	3	0		
			10. 观察口腔	5	3	1	0		
			11. 清点棉球	5	3	1	0		
			12. 擦干面颊部	5	3	1	0		
			13. 观察插管深度,更换固定器,检查气囊	10	5	3	0		
操作后		10	1. 整理床单位,安置患者	4	3	2	1		
			2. 处理用物	3	2	1	0		
			3. 洗手、脱口罩,记录	3	2	1	0		
评价	操作	10	1. 举止端庄,操作娴熟	3	2	1	0		
			2. 语言规范,指导患者方法正确	2	1	0	0		
	提问		目的及注意事项	5	4	3	0		

六、知识扩展

1. **夹取棉球的方法** 左手持镊子,呈水平方向;右手持止血钳,垂直与镊子呈 90°。绞干棉球后,将棉球包裹在止血钳外,避免止血钳与牙龈碰撞,引起出血,如图 5-8 所示。

2. **各种口腔疾病用药** ①溃疡:锡类散、冰硼散;②霉菌感染:制霉菌素;③口唇干裂:石蜡油。

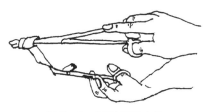

图 5-8 棉球夹取方法

第六节 气管切开吸痰

一、概述

气管切开术（traceotomy）系切开颈段气管,放入金属或硅胶气管套管,以解除喉源性呼吸困难、呼吸功能失常或下呼吸道分泌物潴留所致呼吸困难的一种常见手术。

二、目的

（1）解除各种原因引起的气管切开口上段的呼吸道阻塞。

（2）下呼吸道分泌物的清除。

（3）降低呼吸道阻力，减轻患者呼吸时的体力负担，减少耗氧量。

（4）减少呼吸道死腔，增加有效气体交换量。

（5）减少或避免咽部分泌物或呕吐物随呼吸进入下呼吸道的可能性。

三、操作流程

气管切开吸痰操作流程如图 5-9 所示。

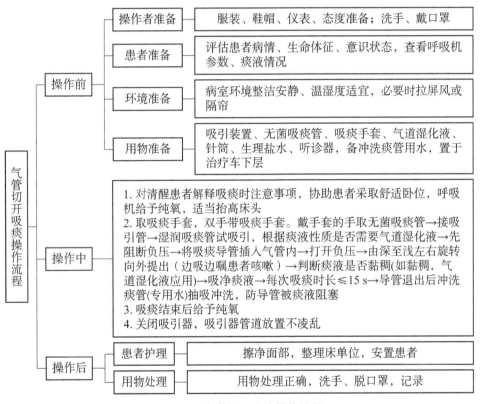

图 5-9　气管切开吸痰操作流程

四、注意事项

1. 吸痰的负压选择　①成人：40～53.3 kPa；②儿童：<40 kPa。

2. 吸痰不当的不良反应　①气道黏膜损伤；②肺不张，加重缺氧；③心律失常；④支气管哮喘患者，可能诱发支气管痉挛。

3. 吸痰时长　为防止长时间吸痰造成气道损伤，吸氮时长≤15 s。

五、评分标准

气管切开吸痰操作评分标准如表 5-15 所示。

表5-15　气管切开吸痰操作评分标准

（操作时间：10 min）

科室：_____　姓名：_____　工号：_____　监考人：_____　考核日期：_____

项目		分值	考核要点	评分等级				得分	备注
				A	B	C	D		
评估	操作者准备	11	着装整洁，洗手、戴口罩	3	2	1	0		
	患者准备		评估患者生命体征、意识状态，查看痰液情况	3	2	1	0		
	环境准备		1. 环境安静、温湿度适宜	3	2	1	0		
			2. 必要时拉屏风或隔帘	2	1	0	0		
计划	用物准备	7	1. 吸引装置、无菌吸痰管、吸痰手套、气道湿化液、针筒、生理盐水、听诊器，备冲洗痰管用水放治疗车下层	4	3	2	1		
			2. 检查吸引器的性能，呼吸机参数设定情况	3	2	1	0		
操作过程		62	1. 核对患者信息，解释操作目的及注意事项	2	1	0	0		
			2. 协助患者取舒适体位	5	4	3	0		
			3. 吸入纯氧，调节负压适宜，戴手套	10	8	6	4		
			4. 连接吸痰管，保持吸痰管通畅并湿润前端	5	4	3	1		
			5. 松解呼吸机与气管切开的管道方法正确	5	4	3	0		
			6. 吸痰方法正确、规范，插入深度适宜	10	8	6	4		
			7. 连续吸痰时间、方法正确，注意无菌，脱手套	10	8	6	4		
			8. 保持负压吸引管路的清洁	5	4	3	0		
			9. 密切观察生命体征、血氧饱和度、痰液情况	5	4	3	0		
			10. 吸痰结束后予纯氧，操作时长正确	5	4	3	0		
操作后		10	1. 整理床单位，安置患者	4	3	2	1		
			2. 处理用物	3	2	1	0		
			3. 洗手、脱口罩，记录	3	2	1	0		
评价	操作	10	1. 呼吸机连接管与气管插管处理方法正确	3	2	1	0		
			2. 操作准确、无菌	2	1	0	0		
	提问		目的及注意事项	5	4	3	0		

六、知识扩展

1. 气管切开术的临床应用　主要用于喉部机械性阻塞、喉外伤、气道上段阻塞、预防性手术、下呼吸道分泌物阻塞、某些急性肺水肿等。

2. 气管切开术后护理操作的并发症　主要包括气管内套管阻塞、气管套管脱出或旋转、气管套管囊滑脱阻塞气道、感染、气管食管瘘等。

第七节　气管切开固定

一、概述

对于气管切开置气管套管的患者,需要进行气切导管的固定,目前气管套管固定带大多由棉布制成,绕过颈周在气管套管侧孔处打死结,将气管套管固定于颈部。

二、目的

(1) 预防和解除呼吸道梗阻,保持呼吸道的通畅。
(2) 预防切口感染。
(3) 便于呼吸道分泌物的吸引,预防肺部感染。
(4) 为机械通气提供一封闭的通道。
(5) 提高患者舒适度。

三、操作流程

气管切开固定操作流程如图 5 - 10 所示。

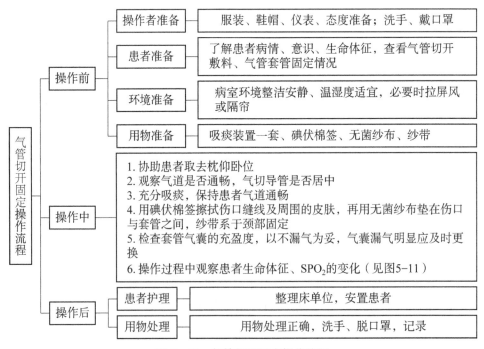

图 5 - 10　气管切开固定操作流程

四、注意事项

（1）观察气道是否通畅。

（2）先用碘伏棉签擦拭伤口缝线及周围的皮肤。在消毒药物彻底干后，再使用无菌的纱布敷料完全覆盖在气管切开的伤口上。换药过程中，动作一定要轻柔。

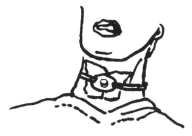

图 5-11　气管切开固定术

（3）变换体位时，注意套管的位置，严防插管脱出；对使用呼吸机的患者翻身时注意勿牵拉管道，避免刺激呼吸道。

（4）保持呼吸道通畅，及时吸痰，听到痰鸣音应及时吸痰，一般 30 min～2 h 吸 1 次痰。痰多黏稠时，应根据情况给予湿化或雾化吸入，指导患者有效咳嗽，避免肺部感染的发生。

（5）避免棉纱带与患者颈部皮肤接触，松紧度以伸入一横指为宜，适当修剪棉纱带的长度。

五、评分标准

气管切开固定操作评分标准如表 5-16 所示。

表 5-16　气管切开固定操作评分标准

（操作时间：10 min）

科室：_____　姓名：_____　工号：_____　监考人：_____　考核日期：_____

项目		分值	考核要点	评分等级				得分	备注
				A	B	C	D		
评估	操作者准备	14	着装整洁，洗手、戴口罩	3	2	1	0		
	患者准备		1. 评估患者病情、意识和生命体征	3	2	1	0		
			2. 查看气管切开敷料，气管套管固定情况	3	2	1	0		
	环境准备		1. 环境安静、温湿度适宜	3	2	1	0		
			2. 必要时拉屏风或隔帘	2	1	0	0		
计划	用物准备	4	吸痰装置一套、碘伏棉签、无菌纱布、纱带	4	3	2	1		
操作过程		62	1. 核对患者信息，解释操作目的及注意事项	2	1	0	0		
			2. 协助患者取去枕仰卧位	10	8	6	4		
			3. 观察气道是否通畅，气管切开导管是否居中	10	8	6	4		
			4. 充分吸痰，保持患者气道通畅	10	8	6	4		
			5. 用碘伏棉签擦拭伤口缝线及周围的皮肤，再用无菌纱布垫在伤口与套管之间，纱带系于颈部固定	10	8	6	4		

（续表）

项目	分值	考核要点	评分等级				得分	备注
			A	B	C	D		
		6. 检查套管气囊的充盈度,以不漏气为妥,气囊漏气明显应及时更换	10	8	6	4		
		7. 操作过程中观察患者生命体征、SPO_2 的变化	10	8	6	4		
操作后	10	1. 整理床单位,安置患者	4	3	2	1		
		2. 处理用物	3	2	1	0		
		3. 洗手、脱口罩,记录	3	2	1	0		
评价	操作	1. 举止端庄,操作娴熟	3	2	1	0		
	10	2. 语言规范,指导患者方法正确	2	1	0	0		
	提问	目的及注意事项	5	4	3	0		

六、知识扩展

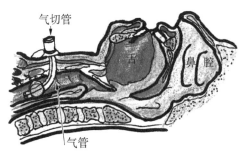

图 5-12　气管切开术

1. 气管切开的原理　气管切开是指将患者颈部的气管通过手术切开,将一次性或金属气管套管放入,以缓解患者呼吸功能失常、下呼吸道分泌物潴留及喉源性呼吸困难等症状。如果需要切开气管,可能是患者出现了喉梗阻,也可能是由于患者存在坠积性肺炎或需要长期使用呼吸机(见图 5-12)。

2. 气管切开的临床应用　①防治喉阻塞和颈段气管阻塞;②防治下呼吸道分泌物潴留;③其他手术的前置手术,如施行下颌、口腔、咽喉部大手术时,为防止血液、分泌物或呕吐物下流,或术后局部组织阻碍呼吸,可先行气管切开术;④处理下呼吸道异物。

第八节　气管切开换药

一、概述

气管切开术后,由于气管切开套管的刺激,痰液及周围分泌物的污染,气管造瘘口易发生感染。因此,需要对造瘘口定期换药,保持造瘘口清洁,预防感染。

二、目的

（1）检查、观察气管切开伤口情况。

（2）保持清洁干燥，预防切口感染。

（3）清除切口附近的分泌物，减少细菌及分泌物的刺激。

（4）促进切口处愈合，保持患者气道通畅，使患者舒适。

三、操作流程

气管切开换药操作流程如图 5-13 所示。

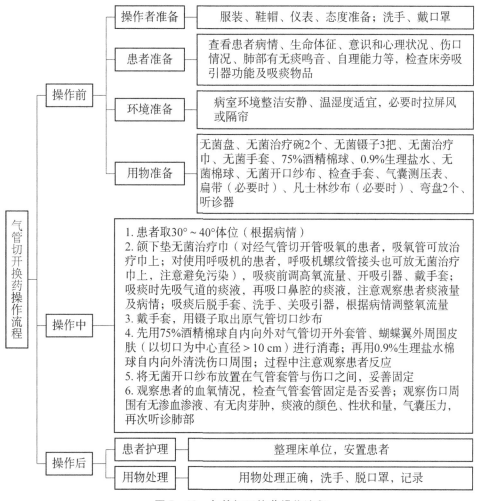

图 5-13　气管切开换药操作流程

四、注意事项

（1）注意无菌原则，每个棉球只能消毒一次。

（2）根据患者伤口分泌物情况，适时增减换药次数。

（3）观察伤口恢复情况及伤口分泌物性状，若有异常及时汇报医生。

（4）换药过程中动作轻柔，密切监测生命体征。

五、评分标准

气管切开换药操作评分标准如表 5-17 所示。

表 5-17　气管切开后换药操作评分标准

（操作时间 15 min）

科室：＿＿＿＿　工号：＿＿＿＿　姓名：＿＿＿＿　监考人：＿＿＿＿　考核日期：＿＿＿＿

项目		分值	考核要点	评分等级 A	B	C	D	得分	备注
评估	操作者准备	15	1. 仪表端庄，服装鞋帽整洁，态度和蔼，语言规范	5	3	2	0		
			2. 洗手、戴口罩	2	1	0	0		
	患者准备		了解患者病情、生命体征、意识和心理状况、伤口情况、痰液情况、自理能力等，检查床旁吸引器功能及吸痰物品	5	4	3	0		
	环境准备		环境安静、光线明亮、温度适宜、30 min 内未进行清扫，控制人员流动，拉好遮隔帘或屏风	3	2	1	0		
计划	用物准备	5	无菌盘、无菌治疗碗 2 个、无菌镊子 3 把、无菌治疗巾、无菌手套、75% 酒精棉球、0.9% 生理盐水、无菌棉球、无菌开口纱布、检查手套、气囊测压表、扁带（必要时）、凡士林纱布（必要时）、弯盘 2 个、听诊器。	5	4	3	2		
操作过程		60	1. 使用 PDA 核对患者信息，解释操作的目的、注意事项以及配合的技巧	5	4	3	1		
			2. 颌下垫无菌治疗巾（对经气管切开管吸氧的患者，吸氧管可放治疗巾上；对使用呼吸机的患者，呼吸机螺纹管接头也可放无菌治疗巾上，注意避免污染），根据病情调节氧流量	10	8	6	4		
			3. 戴手套，用镊子取出原气管切口纱布	5	4	3	0		
			4. 先用 75% 酒精棉球自内向外消毒气管切开外套管、蝴蝶翼外周围皮肤；再用 0.9% 生理盐水棉球自内向外清洗伤口周围；过程中注意观察患者反应	15	9	6	3		
			5. 敷料放置在气管套管与伤口之间，妥善固定	10	8	6	4		
			6. 检查气管套管是否固定妥善	5	4	3	0		
			7. 必要时更换气管切开固定带	5	4	2	0		
			8. 观察患者的血氧情况、伤口周围有无渗血渗液、有无肉芽肿、痰液的颜色、性状和量、气囊的压力	5	4	2	0		

（续表）

项目		分值	考核要点	评分等级				得分	备注
				A	B	C	D		
操作后		10	1. 确保患者卧位舒适安全、符合病情需要，注意保暖	3	2	1	0		
			2. 确保床单位干净、整洁，用物归位	3	2	1	0		
			3. 脱手套、洗手	4	3	2	1		
评价	操作	10	关心患者，与患者及家属有效沟通，操作熟练、规范，动作敏捷、稳重、安全、程序准确	5	4	3	2		
	提问		目的及注意事项	5	4	3	1		

六、知识扩展

1. 切口局部情况分度　0度：切口处皮肤无变化；Ⅰ度：切口处皮肤红肿直径＜0.5 cm；Ⅱ度：切口处皮肤红肿直径为0.5～1.0 cm；Ⅲ度：切口处皮肤红肿直径＞1 cm或局部有渗出或分泌物。

2. 敷料的选择　0度切口：使用无菌开口纱布敷料；Ⅰ度切口：使用新型开口泡沫敷料；Ⅱ度切口：使用银离子敷料和无菌开口纱布敷料；Ⅲ度切口：使用藻酸盐银离子敷料和无菌开口纱布敷料。

第九节　气囊监测

一、概述

气囊监测对于维持适当的人工气道气囊压力至关重要，它既有助于实现上下气道的隔离，确保正压机械通气时无气体泄漏，同时可减少气囊周围分泌物被吸入的风险，降低呼吸机相关性肺炎的发生率。此外，适当的气囊压力还能降低因气囊过度充气而导致的机械通气并发症发生概率，如气管黏膜缺血、溃疡、软骨损伤等。

二、目的

（1）纠正机械通气正压不足。

（2）防止漏气。

（3）避免气管局部缺血性坏死。

（4）防止误吸和微误吸。

（5）降低气管损伤。

（6）防止气管食管瘘的发生。

（7）防止气道局部扩大或狭窄。

（8）降低呼吸机相关肺炎。

三、操作流程

气囊监测操作流程如图 5-14 所示。

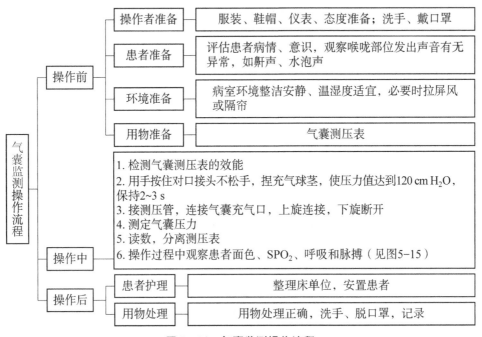

气囊监测操作流程	操作前	操作者准备	服装、鞋帽、仪表、态度准备；洗手、戴口罩
		患者准备	评估患者病情、意识，观察喉咙部位发出声音有无异常，如鼾声、水泡声
		环境准备	病室环境整洁安静、温湿度适宜，必要时拉屏风或隔帘
		用物准备	气囊测压表
	操作中		1. 检测气囊测压表的效能 2. 用手按住对口接头不松手，捏充气球茎，使压力值达到120 cm H₂O，保持2~3 s 3. 接测压管，连接气囊充气口，上旋连接，下旋断开 4. 测定气囊压力 5. 读数，分离测压表 6. 操作过程中观察患者面色、SPO₂、呼吸和脉搏（见图5-15）
	操作后	患者护理	整理床单位，安置患者
		用物处理	用物处理正确，洗手、脱口罩、记录

图 5-14　气囊监测操作流程

四、注意事项

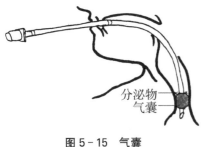

图 5-15　气囊

（1）气囊压力以维持在 25～30 cmH₂O 为宜，能有效避免误吸的发生和气管黏膜的损伤。

（2）应定时监测气囊压力，每 6～8 小时应测定气囊压力 1 次，避免在患者咳嗽时测量。

（3）避免过多、过快地抽出和充入气囊气体。

（4）患者出现烦躁不安、心率加快、SPO₂ 下降、呼吸机气道低压报警或低潮气量报警时，应重新检查气囊压力。

（5）当气管导管处可听到明显漏气声或用注射器从气囊内抽不尽气体，并且使用呼吸机时，如呼吸机持续低压报警，提示可能为气囊破裂，立即通知医生处理。

（6）放气前，应先吸净气道内和气囊上的滞留物。

五、评分标准

气囊监测操作评分标准如表 5-18 所示。

表 5-18 气囊监测操作评分标准

（操作时间：3 min）

科室：_____ 姓名：_____ 工号：_____ 监考人：_____ 考核日期：_____

项目		分值	考核要点	评分等级 A	B	C	D	得分	备注
评估	操作者准备	14	着装整洁、洗手、戴口罩	3	2	1	0		
	患者准备		1. 评估患者病情、意识水平、理解合作程度以及对气管插管的认知程度	3	2	1	0		
			2. 观察患者喉咙部发出声音有无异常，如鼾声、水泡声	3	2	1	0		
	环境准备		1. 环境安静、温湿度适宜	3	2	1	0		
			2. 必要时拉屏风或隔帘	2	1	0	0		
计划	用物准备	4	气囊测压表	4	3	2	1		
操作过程		62	1. 核对患者信息，必要时解释操作目的及注意事项	2	1	0	0		
			2. 取舒适体位	10	8	6	4		
			3. 检测气囊测压表的效能	10	8	6	4		
			4. 用手按住对口接头，捏充气球茎，使压力值达到 120 cmH$_2$O，保持 2~3 s	10	8	6	4		
			5. 测定气囊压力	10	8	6	4		
			6. 读数，分离测压表	10	8	6	4		
			7. 操作过程中观察患者面色、SPO$_2$、呼吸和脉搏	10	8	6	4		
操作后		10	1. 整理床单位，安置患者	4	3	2	1		
			2. 处理用物	3	2	1	0		
			3. 洗手、脱口罩，记录	3	2	1	0		
评价	操作	10	1. 举止端庄，操作娴熟	3	2	1	0		
			2. 语言规范，指导患者方法正确	2	1	0	0		
	提问		目的及注意事项	5	4	3	0		

六、知识扩展

1. **气囊压力的原理**　气囊压力是通过监测外露的指示球囊内的压力来确定气道内气囊的压力状态。气囊压力监测值是由气囊本身的弹性回缩力、气管壁对气囊的挤压力及气道压力产生的冲击力组成(见图 5 - 16)。

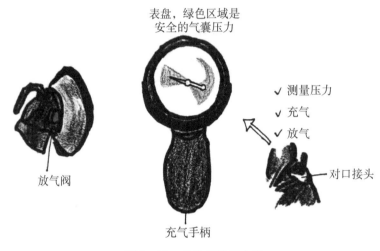

图 5 - 16　手动气囊压力表

2. **气囊压力表的临床应用**　可用于各种气管插管、气管切开插管、双腔支气管插管等高容量低压气管插管操作的充气、放气及压力检测。

第十节　呼吸机管路消毒

一、概述

呼吸机在治疗呼吸危重患者合并呼吸衰竭中发挥着重要支持作用。随着呼吸机在临床的广泛应用,大量呼吸危重患者的生命得以支持和延续,但也带来了相关并发症。呼吸机相关肺炎是一种最为常见的医院获得性肺炎,以高发病率、高病死率、高医疗费用为主要特征。因此,呼吸机能否安全可靠地在临床应用,避免院内感染的发生,呼吸机管路消毒管理至关重要。只有对呼吸机管路进行严格消毒,才能减少和避免交叉感染的发生。

二、目的

(1) 彻底清洗、消毒。
(2) 保证清洗消毒质量,防止医源性交叉感染。

（3）预防呼吸机相关肺炎的发生。

三、操作流程

呼吸机管路消毒操作流程如图 5 - 17 所示。

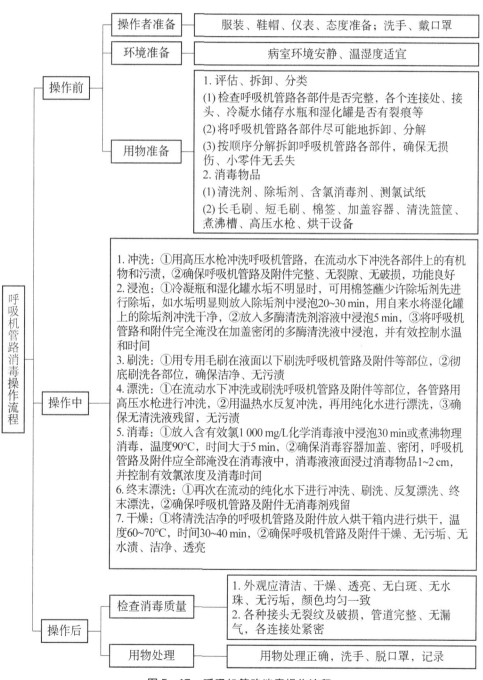

图 5 - 17 呼吸机管路消毒操作流程

四、注意事项

（1）呼吸管路消毒时应参考使用说明书。

（2）采用分类清洗、手工清洗和机械清洗相结合的方法。

（3）手工清洗用于材质较差、不耐高温的呼吸机管路的清洗消毒。

（4）机械清洗主要用于材质较好、耐高温的呼吸机管路的清洗消毒，避免损坏。

（5）对管路的内面和带螺纹的管路等不易清洗干净的地方，建议最好应用机械清洗，并放置在专用的呼吸机管路清洗架上，可以取得较好的效果。

五、评分标准

呼吸机管路消毒操作评分标准如表 5-19 所示。

表 5-19　呼吸机管路消毒操作评分标准

（操作时间：10 min）

科室：_____　姓名：_____　工号：_____　监考人：_____　考核日期：_____

项目		分值	考核要点	评分等级				得分	备注
				A	B	C	D		
评估	操作者准备 环境准备	6	着装整洁，洗手，佩戴一次性帽子、外科口罩、手套、鞋套，穿隔离衣	3	2	1	0		
			环境安静、温湿度适宜	3	2	1	0		
计划	用物准备	14	1. 准备好呼吸机管路、清洗剂、除垢剂、含氟消毒剂、测氯试纸、毛刷、短毛刷、棉签、加盖容器、清洗篮筐、煮沸槽、高压水枪、烘干设备	4	3	2	1		
			2. 检查呼吸机管路各部件是否完整，各个连接处、接头、冷凝水储存水瓶和湿化罐是否有裂痕等	3	2	1	0		
			3. 将呼吸机管路各部件尽可能地拆卸、分解，注意要最大限度地拆解	3	2	1	0		
			4. 按顺序拆卸和分解呼吸机管路各部件，确保无损伤、小零件无丢失	4	3	2	1		
操作过程		60	1. 用高压水枪冲洗呼吸机管路，在流动水下冲洗各部件上的有机物和污渍	5	4	3	0		
			2. 确保呼吸机管路及附件完整、无裂隙、无破损，功能良好	4	3	2	1		
			3. 冷凝瓶和湿化罐水垢不明显时，可用棉签蘸少许除垢剂先进行除垢，如水垢明显则放入除垢剂中浸泡 20～30 min，然后再用自来水冲洗干净湿化罐上的除垢剂	4	3	2	1		

（续表）

项目	分值	考核要点	评分等级 A	B	C	D	得分	备注
		4. 放入多酶清洗剂溶液中浸泡 5 min	4	3	2	1		
		5. 将呼吸机管路和附件完全淹没在加盖密闭的多酶清洗液中浸泡,并有效控制水温和时间	4	3	2	1		
		6. 用专用毛刷在液面下刷洗呼吸机管路及附件等部位,彻底刷洗各部位,确保洁净、无污渍	4	3	2	1		
		7. 在流动水下冲洗或刷洗呼吸机管路及附件等部位,各管路用高压水枪进行冲洗	5	4	3	0		
		8. 用温热水反复冲洗,再用纯化水进行漂洗	4	3	2	1		
		9. 放入含有效氯 1 000 mg/L 化学消毒液中浸泡 30 min 或煮沸物理消毒,温度 90℃,持续时间＞5 min	5	4	3	0		
		10. 消毒容器应加盖、密闭;呼吸机管路及附件应全部淹没在消毒液中,消毒液液面浸过消毒物品 1～2 cm,并控制有效氯浓度及时间	4	3	2	1		
		11. 在纯化水流动水下进行冲洗、刷洗、反复漂洗、终末漂洗	4	3	2	1		
		12. 将清洗洁净的呼吸机管路及附件放入烘干箱内进行烘干,温度 60～70℃,时间 30～40 min	5	4	3	0		
		13. 确保呼吸机管路及附件干燥、无污垢、无水渍、洁净、透亮	4	3	2	1		
操作后	10	1. 外观目测应清洁、干燥、透亮、无白斑、无水珠、无污垢,颜色均匀一致	2	1	0	0		
		2. 各种接头无裂纹及破损,管道完整、无漏气,各连接处紧密	2	1	0	0		
		3. 处理用物	3	2	1	0		
		4. 洗手、脱手套、口罩、鞋套、隔离衣等	3	2	1	0		
评价	操作 10	1. 举止端庄,操作娴熟	3	2	1	0		
		2. 语言规范,指导患者方法正确	2	1	0	0		
	提问	目的及注意事项	5	4	3	0		

六、知识扩展

（1）呼吸机专人维护,保持功能良好,处于备用状态,在固定位置放置。

（2）呼吸机及附属物品的消毒频率如下:①呼吸机外壳及面板应每天用消毒湿巾或75％酒精溶液擦拭消毒 1～2 次,遇到污染时随时清洁并擦拭消毒。②呼吸机外部管路及配件应一人一用一消毒或灭菌,长期使用者应每周更换,不能在不同的患者之间交叉使用未经消毒的呼吸机及管道、湿化器、传感器、面罩、头套等。③呼吸机内部管路的消毒按照说明书进行。④可重复使用的呼吸机管道送供应室统一消毒处理。对感染性患者用后的管道,用双层黄袋包扎后送供应室消毒处理;特殊感染患者使用后,应先消毒、清洗后再高压蒸汽灭菌,建议使用一次性呼吸机管道,防止院内感染;

(3) 呼吸机空气过滤器一人一用一换,送供应室规范处理后备用。

(4) 呼吸机空气过滤网定期(3 天)清洗。

(5) 一次性呼吸机管道严禁重复使用。

(6) 每台呼吸机配备管道 2 套,便于消毒周转。

(7) 湿化器每周消毒 2 次,送供应室统一清洗、消毒,湿化液使用灭菌水并每天更换。

(8) 做好消毒保养记录。

第十一节　转运呼吸机操作

一、概述

转运呼吸机是一种能够改变、控制或代替人的正常生理呼吸、改善呼吸功能、增加肺通气量、降低呼吸所需的能量消耗、节约心脏储备能的装置。它能够起到预防和治疗呼吸衰竭、减少并发症、挽救及延长患者生命等重要作用。

在医疗急救过程中,转运呼吸机可以为患者提供机械通气支持,以确保其生命体征保持稳定。此外,转运呼吸机还可以提供氧气,以满足患者的氧气需求。

二、目的

(1) 对于患有呼吸衰竭或其他呼吸系统疾病的患者,转运呼吸机可以通过机械通气的方式来辅助或替代自主呼吸,以保证身体的氧气供应和二氧化碳排出。

(2) 转运呼吸机可以通过调节呼气末正压(PEEP)等参数来改善患者的呼吸道通畅度,减少呼吸道阻力和肺泡萎陷等问题。

(3) 转运呼吸机可以通过控制呼吸频率、潮气量等参数来降低患者的呼吸肌耗能,减轻呼吸困难症状和疲劳感。

(4) 转运呼吸机可以有效地减少患者发生呼吸性酸中毒、低氧血症、肺不张等并发症的风险,提高治疗效果和生存率。

三、操作流程

转运呼吸机操作流程如图 5-18 所示。

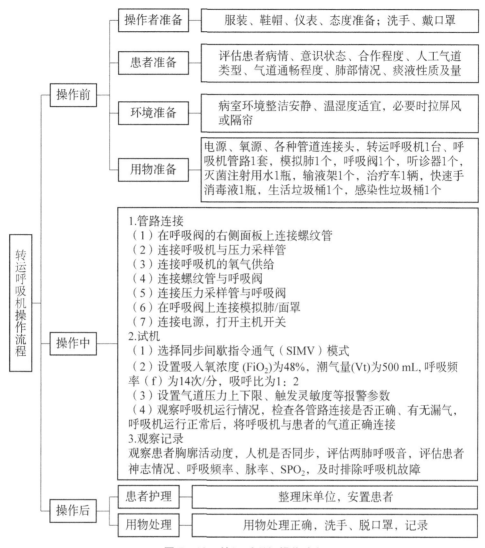

图 5-18　转运呼吸机操作流程

四、注意事项

1. **人工气道的护理**　保证气管插管或气管切开导管的良好固定,密切观察气囊的充盈度。保持患者头部位置的相对固定,由于车辆颠簸或患者烦躁等原因,运送途中极易发生患者头部位置的改变,导致导管或套管与气道间的摩擦,使气道损伤,从而增加套管滑出气道的可能性,也可导致气囊的损伤与破裂。因此,须特别强调头部和颈部的一致性或同方向的转动。

2. **保持呼吸道通畅**　在转运途中使用无创脉搏血氧饱和度监测仪持续监测。在充分给氧的情况下,一旦患者出现 SPO_2 下降,不管有无痰鸣音,也应立即给予吸痰护理,以保持气道通畅。

3. 特殊情况处置　转运过程中,若发生氧气压力不足或主机电源不足,应使用简易呼吸器辅助呼吸。同时,密切观察患者胸廓起伏情况、呼吸机工作情况,以及患者氧饱和度的变化。

五、评分标准

转运呼吸机操作评分标准如表 5-20 所示。

表 5-20　转运呼吸机操作评分标准

科室:＿＿＿＿　姓名:＿＿＿＿　工号:＿＿＿＿　监考人:＿＿＿＿　考核日期:＿＿＿＿

项目		分值	考核要点	评分等级				得分	备注
				A	B	C	D		
评估	操作者准备	14	1. 着装整洁,仪表大方	3	2	1	0		
			2. 洗手、戴口罩	2	1	0	0		
	患者准备		1. 评估患者病情、意识状态以及合作程度	3	2	1	0		
			2. 评估人工气道类型、气道通畅程度、肺部情况、痰液性质及量	4	3	2	1		
	环境准备		环境安静、温湿度适宜,必要时拉屏或风隔	2	1	0	0		
计划	用物准备	11	1. 电源、氧源、各种管道连接头	3	2	1	0		
			2. 检查呼吸机是否呈备用状态,检查面罩有无破损漏气,放置合理	4	3	2	1		
			3. 将处于备用状态的转运呼吸机取出,打开氧气阀,检查其钢瓶氧气容量	4	3	2	1		
操作过程		65	1. 核对患者信息,解释操作目的及注意事项	5	3	1	0		
			2. 开氧气总阀及侧阀,打开呼吸机	10	8	6	4		
			3. 根据医嘱调节"模式旋钮"	10	8	6	4		
			4. 设置吸入氧浓度(FiO_2)为 48%,潮气量(Vt)为 500 mL,呼吸频率(f)为 14 次/分,吸呼比为 1∶2,设置气道压力上下限、触发灵敏度等报警参数	10	8	6	4		
			5. 呼吸机运行正常后,将面罩或气管插管接口连接患者,"呼气指示灯""吸气指示灯"亮	10	8	6	4		
			6. 观察患者胸廓活动度,人机是否同步	10	8	6	4		
			7. 评估两肺呼吸音,评估患者神志情况、呼吸频率、脉率、SPO_2,及时排除呼吸机故障	10	8	6	4		
操作后		6	1. 整理床单位,安置患者	2	1	0	0		
			2. 处理用物	2	1	0	0		
			3. 洗手、脱口罩,记录	2	1	0	0		
评价	提问	4	目的及注意事项	4	3	2	1		

六、知识扩展

1. 呼吸机的 5 种常用模式选择

(1)自主通气,又称为支持通气、SPONT、CPAP、压力支持。其特点是吸气压力固定,但潮气量不固定、吸气时间也不固定,只需要设置 1 个参数——支持压力(PSV、PS、ΔPASB),吸气时间和呼吸频率由患者决定,所以没有吸气时间和呼吸频率的设定。

(2)压力控制通气,又称为 P-CMV、P-A/C、PCV。其特点是气道压力一定,潮气量不一定,任何一次通气均有相同的吸气时间,需要设置 3 个参数,控制压力(PC、Phigh)、吸气时间(吸呼比)、呼吸频率。

(3)容量控制通气,又称为 V-CMV、V-A/C、IPPV、VCV。其特点是潮气量一定,气道压力不一定,任何一次通气均有相同的吸气时间,需要设置 4 个参数,潮气量、吸气时间(吸呼比)、呼吸频率、吸气暂停(吸气保持时间)。

(4)压力控制通气+自主通气,又称为 P-SIMV、BIPAP。其特点是自主通气和压力控制通气都有,需要设定控制压力、吸气时间、呼吸频率,同时还要设定针对一部分自主通气的支持压力。

(5)容量控制通气+自主通气,又称为 V-SIMV、SIMV。其特点是自主通气和容量控制通气都有,需要设定潮气量、吸气时间(峰流速)、呼吸频率,同时还要设定支持压力。

2. 参数设置 ①潮气量标准一般为 8~12 mL/kg;②成人呼吸频率为 12~20 次/分;③吸呼比为 1:1.5~1:2;④FiO_2 一般为 48%~100%;⑤触发灵敏度为 -2~0 kPa;⑥气道压力上限为 2~8 kPa;⑦气道压力下限为 0~2 kPa。

3. 报警参数显示 如表 5-21 所示。

表 5-21 呼吸机报警参数

报警名称	报警处理
窒息报警	首先检查患者是否真的没有自主呼吸。如果是,将呼吸模式切换到 A/C;如果患者有自主呼吸,检查管路是否脱落或漏气,检查压力采样管是否折死
电池电量低报警	接通交流电源进行充电或接车载电源使机器正常工作
潮气量低报警	检查潮气量调节旋钮是否在 0 位,顺时针旋转该旋钮;检查气源开关是否打开或无气或压力不足;检查氧气输气管是否折死
气源压力低报警	检查氧气输气管是否有折死现象;气源是否无气,如是,需要更换气源
气道压力上限报警	首先检查患者,再按照操作指南检查患者回路,固定或替换患者回路。如果报警没有解除,再次检查患者后,确定呼吸机的设置是否正确:如果不正确则纠正设置错误;如果呼吸机的设置符合医生的指示,请联系医生或设备供应商

（续表）

报警名称	报警处理
气道压力下限报警	首先检查患者，按照操作指南检查患者回路，固定或替换患者回路。如果报警没有解除，再次检查患者后，确定呼吸机的设置是否正确：如果不正确则纠正设置错误；如果呼吸机的设置符合医生的指示，请联系医生或设备供应商
持续压力报警	首先检查患者，再按照操作指南检查患者回路，固定或替换患者回路；如果报警没有解除应再次检查患者情况并联系医生

第六章　呼吸系统常用诊疗技术护理配合

第一节　纤维支气管镜检查护理配合

一、概述

纤维支气管镜检查是将细长的支气管镜经口腔或一侧鼻腔进入患者的下呼吸道，即经过声门进入气管和支气管以及更远端，直接观察气管和支气管的病变，并根据病变进行相应的检查和治疗。目前，纤维支气管镜已成为临床常用的一种诊断工具，对于肺部疾病的诊断和治疗具有非常重要的作用。

二、目的

（1）明确肺部肿块的性质。

（2）寻找可疑和阳性痰细胞的起源。

（3）行纤维支气管镜检查以明确病因。

（4）纤维支气管镜下用药治疗。

（5）纤维支气管镜引导气管插管。

（6）发现与治疗长期气管切开或插管的并发症。

（7）去除气管、支气管分泌物。

（8）纤维支气管镜作肺活检与支气管肺泡灌洗和刷检。

（9）术前分期与决定切除范围。

（10）在纤维支气管镜的引导下，可以行气管内支架置入术，以及应用激光、高频电灼、冷冻等技术治疗气管内的阻塞性疾病。此外，纤维支气管镜还可用于肺癌内放疗、化疗，代替胸腔镜进行胸腔检查，以及进行选择性支气管碘油造影术等。

三、操作流程

纤维支气管镜检查护理配合操作流程如图 6-1 所示。

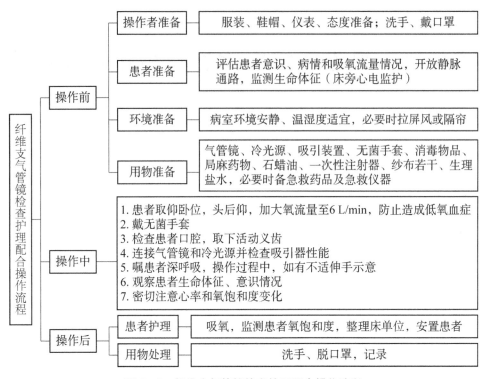

图 6-1　纤维支气管镜检查护理配合操作流程

四、注意事项

（1）为保证操作的安全，一般要求患者在操作前 4～6 h 禁食、禁饮。

（2）在气管镜检查前几天停止服用稀释血液的药物，如阿司匹林、氯吡格雷和华法林。

（3）注意无菌操作原则。

（4）如患者在吸痰过程中发生缺氧的症状，如发绀、心率下降等，应立即停止吸痰。

（5）因为操作过程中会使用少量局麻药物，操作后患者须禁食、禁饮 2 h。

（6）观察痰液性质、色、量，吸痰后，患者如果出现咯血、胸闷和呼吸困难等不适情况，须及时告知医生。

（7）禁忌证有：①活动性大咯血；②严重心肺功能衰竭、严重低氧血症和高碳酸血症；③严重心律失常、心肌梗死；④不能纠正的出血倾向；⑤严重的上腔静脉阻塞综合征。

五、评分标准

纤维支气管镜检查护理配合操作评分标准如表 6-1 所示。

表6-1 纤维支气管镜检查护理配合操作评分标准

(操作时间:15 min)

科室:＿＿＿＿＿ 姓名:＿＿＿＿＿ 工号:＿＿＿＿＿ 监考人:＿＿＿＿＿ 考核日期:＿＿＿＿＿

项目		分值	考核要点	评分等级				得分	备注
				A	B	C	D		
评估	操作者准备	18	1. 着装整洁	3	2	1	0		
			2. 洗手,戴口罩	2	1	0	0		
	患者准备		1. 评估患者生命体征	3	2	1	0		
			2. 评估患者缺氧程度	3	2	1	0		
			3. 评估呼吸状况	2	1	0	0		
	环境准备		1. 环境安静、温湿度适宜	3	2	1	0		
			2. 必要时拉屏风或隔帘	2	1	0	0		
计划	用物准备	4	气管镜、冷光源、吸引装置、无菌手套、消毒物品、局麻药物、石蜡油、一次性注射器、纱布若干、生理盐水,必要时备急救药品及急救仪器	4	3	2	1		
操作过程		58	1. 核对患者信息,解释操作目的和注意事项	3	2	1	0		
			2. 协助患者取仰卧位,头后仰,戴无菌手套,检查患者有无义齿	10	8	6	4		
			3. 配合使用局麻药物	5	4	3	0		
			4. 连接气管镜和冷光源	5	4	3	0		
			5. 打开吸引器、试吸引	5	4	3	0		
			6. 协助润滑纤支镜导管	5	4	3	0		
			7. 配合吸痰	10	8	6	4		
			8. 观察患者生命体征、意识情况	10	8	6	4		
			9. 观察术后病情,有无咯血、胸闷气急等情况	5	4	3	0		
操作后		10	1. 整理床单位,安置患者	4	3	2	1		
			2. 脱手套,处理用物	3	2	1	0		
			3. 洗手、脱口罩,记录	3	2	1	0		
评价	操作	10	1. 举止端庄,操作娴熟,顺序正确	3	2	1	0		
			2. 配合默契,指导患者方法正确	2	1	0	0		
	提问		目的及注意事项	5	4	3	0		

六、知识扩展

1. **熟悉气道内解剖结构** 支气管镜检查通常是经口腔或鼻腔进入气管。熟悉口和鼻的正常解剖和病理对于支气管镜顺利进入气管非常重要。当然,对于咯血和喘息的患者行支气管镜检查时须仔细评估上呼吸道情况。

2. **纤维支气管镜的临床应用** 适用于检查肺叶、肺段及亚段支气管病变,活检采样,细菌学、细胞学检查,配合TV系统可进行摄影、示教和动态记录。该器械附有活检取样结构,能帮助发现早期病变,开展息肉摘除等体内外科手术,对于支气管、肺疾病研究、术后检查等是一种良好的精密仪器,已广泛应用于临床。除在呼吸系统疾病诊断方面取得很大进展之外,在治疗方面也得到广泛应用。

第二节　全肺灌洗术护理配合

一、概述

全肺灌洗术是在静脉全麻的状态下经口腔插入双腔支气管导管,将人的左右肺分隔,用一侧的肺呼吸,对另一侧的肺使用1 000 mL左右生理盐水进行灌洗,直至灌洗液澄清为止,然后两侧肺进行交换,对另一侧肺进行清洗,完成手术。

二、目的

（1）解除患者症状,提高患者的生活质量。
（2）遏制或延缓病变的进展。
（3）促进肺功能恢复。

三、操作流程

全肺灌洗术护理配合操作流程如图6-2所示。

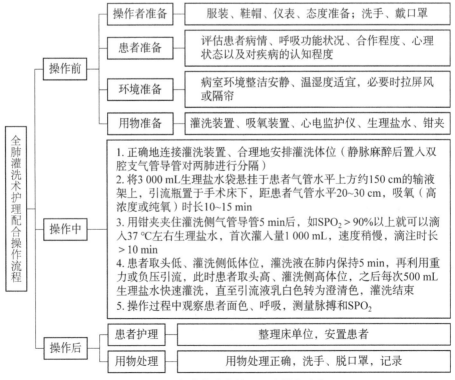

图6-2　全肺灌洗术护理配合操作流程

四、注意事项

（1）严格掌握适应证，对年老体衰患者，检查中应予以心电监护，术中给予鼻导管吸氧。

（2）术中严格无菌操作，防止继发感染。

（3）按要求正规操作，合格的灌洗液应达到规定的回收量，不混有血液（红细胞数＜10%），不应混有多量上皮细胞（＜3%）。

（4）获得的灌洗液尽早送检。

（5）检查后出现发热、出血、肺部感染、支气管痉挛等并发症时做相应处理。

五、评分标准

全肺灌洗术护理配合操作评分标准如表 6-2 所示。

表 6-2　全肺灌洗术护理配合操作评分标准

（操作时间：15 min）

科室：_____　姓名：_____　工号：_____　监考人：_____　考核日期：_____

项目		分值	考核要点	评分等级				得分	备注
				A	B	C	D		
评估	操作者准备	14	着装整洁，洗手、戴口罩	3	2	1	0		
	患者准备		1. 评估患者病情、呼吸功能状况以及合作程度	3	2	1	0		
			2. 了解患者心理状态以及对疾病的认知程度	3	2	1	0		
	环境准备		1. 环境安静、温湿度适宜	3	2	1	0		
			2. 必要时拉屏风或隔帘	2	1	0	0		
计划	用物准备	4	灌洗装置、吸氧装置、心电监护仪、生理盐水、钳夹	4	3	2	1		
操作过程		62	1. 核对患者信息，解释操作目的及注意事项	2	1	0	0		
			2. 正确连接装置，取合适体位	10	8	6	4		
			3. 吸氧，并观察 SPO_2	10	8	6	4		
			4. 首次灌入量正确，灌洗液温度适宜	10	8	6	4		
			5. 安置体位正确，引流正确	10	8	6	4		
			6. 反复操作，直至引流液澄清	10	8	6	4		
			7. 操作过程中观察患者面色、呼吸和脉搏	10	8	6	4		
操作后		10	1. 整理床单位，安置患者	4	3	2	1		
			2. 处理用物	3	2	1	0		
			3. 洗手、脱口罩，记录	3	2	1	0		

（续表）

项目		分值	考核要点	评分等级				得分	备注
				A	B	C	D		
评价	操作	10	1. 举止端庄，操作娴熟	3	2	1	0		
			2. 语言规范，指导患者方法正确	2	1	0	0		
	提问		目的及注意事项	5	4	3	0		

六、知识扩展

全肺灌洗术适用于肺泡蛋白沉着症、尘肺病、肺泡微结石症、哮喘持续状态等病症的治疗。全肺灌洗术能清除长期滞留于尘肺病患者细支气管、肺泡腔内的粉尘和已吞噬粉尘的巨噬细胞，以减轻和延缓肺纤维化的进展，使肺部的小气道通畅，改善呼吸功能。同时全肺灌洗术创伤小、安全性高，能解除患者症状、提高患者的生活质量，为尘肺病患者带来福音。

第三节　胸腔穿刺术护理配合

一、概述

胸腔穿刺术（thoracentesis）是将液体或气体从胸膜腔移除的侵入性程序，通常在施用局部麻醉后，将套管或空心针小心地引入胸腔中。在肺部疾病的临床诊断和治疗中，胸腔穿刺术是一种比较常见且方便简易的方法。

二、目的

（1）抽取胸腔积液送检，明确其性质，协助诊断。

（2）大量胸腔积液可引起呼吸困难，胸腔穿刺以排除胸腔内积液或气体，缓解压迫症状，避免胸膜粘连增厚。

（3）胸腔内注射药物，协助治疗。

三、操作流程

胸腔穿刺术护理配合操作流程如图 6-3 所示。

四、注意事项

（1）注意保持引流系统的密闭和无菌状态。

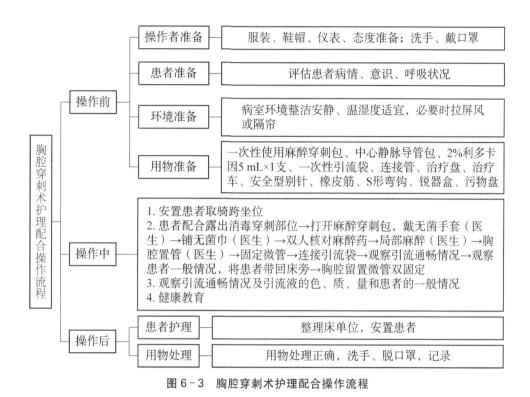

图 6-3 胸腔穿刺术护理配合操作流程

（2）妥善固定胸腔引流管，翻身及活动时防止受压、扭曲、脱出，观察有无皮下气肿。

（3）控制引流速度及引流量，避免胸液过快过多排出而导致纵隔摆动。

（4）引流管长度适宜，引流袋低于胸腔 60～100 cm，防止引流液逆流引起胸腔感染（见图 6-4）。

（5）引流期间注意观察患者的呼吸及反应等情况并保持引流管通畅，观察记录引流液的色、质、量。

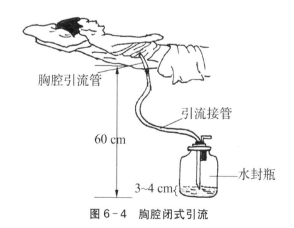

图 6-4 胸腔闭式引流

五、评分标准

胸腔穿刺术护理配合操作评分标准如表6-3所示。

表6-3 胸腔穿刺术护理配合操作评分标准

（操作时间：15 min）

科室：_____ 姓名：_____ 工号：_____ 监考人：_____ 考试日期：_____

项目		分值	考核要点	A	B	C	D	扣分	备注
评估	操作者准备		1. 仪表端庄，服装鞋帽整洁	3	2	1	0		
			2. 洗手，戴口罩	2	1	0	0		
	患者准备	12	评估患者病情、意识和呼吸状况	5	3	1	0		
	环境准备		病室环境温湿度适宜，必要时拉屏风或隔帘	2	1	0	0		
计划	用物准备	3	准备好一次性使用麻醉穿刺包、中心静脉导管包、2%利多卡因5 mL×1支、一次性引流袋、连接管、治疗盘、治疗车、安全型别针、橡皮筋、S形弯钩、锐器盒、污物盘	3	2	1	0		
操作过程		62	1. 核对患者信息，解释目的及注意事项	5	3	1	0		
			2. 安置体位	2	1	0	0		
			3. 配合消毒	2	1	0	0		
			4. 规范打开穿刺包	3	2	1	0		
			5. 双人核对麻醉药	3	2	1	0		
			6. 配合麻醉	2	1	0	0		
			7. 正确固定微管	10	6	3	0		
			8. 正确连接引流袋	10	6	3	0		
			9. 观察引流通畅情况	5	3	1	0		
			10. 观察患者一般情况	5	3	1	0		
			11. 正确进行胸腔微管双固定	5	3	1	0		
			12. 再评估	5	3	1	0		
			13. 健康指导	5	3	1	0		
操作后		10	1. 清理用物，合理安置患者	5	3	1	0		
			2. 洗手、记录等	5	3	1	0		
评价	操作	13	1. 操作顺序正确，节力	5	3	1	0		
			2. 患者无不适反应	3	2	1	0		
	提问		目的及注意事项	5	3	1	0		

六、知识拓展

1. 胸腔穿刺的部位

(1) 排气:锁骨中线第 2 肋间。

(2) 排液:腋中线/后线第 6～8 肋间。

(3) 排脓:脓腔最低点。

2. 引流装置的分类

(1) 引流袋引流:适用于吸管引流,多用于引流胸腔积液。引流管直接接到一密封的引流袋,因没有水封瓶不能产生负压,不适用肺内仍有漏气的病例。

(2) 水封瓶引流:适用于大部分病例,可排出胸内积气、积液、积血及脓液。

(3) 水封瓶负压吸引引流:因能加大胸内负压,故适用于胸内肺膨胀不良、残腔较大的病例。

3. 胸腔闭式引流术并发症的识别及护理

(1) 皮下气肿:①患者出现胸部或腹部、颈部、手臂甚至面部皮肤肿胀,触之有海绵样感觉或捻发音等,应及时通知医师;②应观察患者的生命体征、皮下气肿范围及呼吸道压迫等情况;③应及时通知医师并协助查找皮下气肿的原因,检查切口周围皮肤及引流管有无堵塞、滑脱;④局限性皮下气肿者,应密切监测生命体征及皮下气肿的范围变化;广泛性皮下气肿者,应协助医师行皮下切开引流术。

(2) 复张性肺水肿:①成人胸腔积液患者引流量达 1 000～1 500 mL/h,儿童达 20 mL/(kg·h),或出现剧烈咳嗽、胸痛、呼吸困难、血氧饱和度下降等症状时,应立即通知医师;②必要时应遵医嘱夹闭胸腔引流管,给予正压通气;③应观察患者的生命体征、痰液性状、血氧饱和度、咳嗽等情况。

(3) 疼痛:①应选择有效工具评估胸部疼痛的程度、性质及相关因素(如引流管牵拉、肺复张);②可使用非药物措施(如置管部位冷疗、音乐疗法等)或遵医嘱使用药物镇痛,并监测镇痛效果。

参考文献

［1］ 董书杰.缩唇-腹式呼吸法联合立式呼吸体操对 COPD 中重度患者肺功能及运动耐力的影响［J］.河南医学研究,2017,26(23):4379－4380.

［2］ 费杏珍,曹丽君,潘慧斌,等.脉搏血氧饱和仪对慢性阻塞性肺疾病患者进行血氧监测的价值研究［J］.护士进修杂志,2020,35(13):1164－1167.

［3］ 葛慧青,孙兵,王波,等.重症患者气道廓清技术专家共识［J］.中华重症医学电子杂志(网络版),2020,6(3):272－282.

［4］ 宫笑颜,高静,陈欢,等.经口气管插管病人口腔管理的最佳证据总结［J］.循证护理,2023,9(10):1711－1717.

［5］ 龚贝贝,米元元,韦彩云,等.肺结核患者规范化痰标本采集的最佳证据总结［J］.中华护理杂志,2021,56(8):1229－1235.

［6］ 国家药品监督管理局.一次性使用人体动脉血样采集器(动脉血气针)YY/T 0612－2022［S］.北京:国家药品监督管理局,2022.

［7］ 黄宇光,左明章,鲍红光,等.经鼻高流量氧疗临床麻醉规范应用专家共识(2023 版)［J］.临床麻醉学杂志,2023,39(8):881－887.

［8］ 贾方容,吴柔,游小丽,等.COPD 雾化吸入装置规范应用的证据总结［J］.护士进修杂志,2022,37(22):2084－2089.

［9］ 金艳鸿,孙红,李春燕,等.《成人动脉血气分析临床操作实践标准(第二版)》解读［J］.中国护理管理,2022,22(11):1601－1606.

［10］ 李宝平,毛翎,卜小宁.尘肺病肺康复中国专家共识(2022 年版)［J］.环境与职业医学,2022,39(5):574－588.

［11］ 李春霞,温梦玲,岳利群,等.气管切开病人切口保护护理循证实践［J］.循证护理,2018,4(11):1012－1016.

［12］ 李小寒,尚少梅.基础护理学［M］.7 版.北京:人民卫生出版社,2022.

［13］ 刘秋丽,陈罡,陈躏,等.纤维支气管镜肺灌洗治疗患者的麻醉护理［J］.护理学杂志,2022,37(6):43－45.

［14］ 吕云霞,冯少娟,刘正伟,等.气管切开术后非机械通气患儿早期气道并发症预防的最佳证据总结［J］.护理学报,2021,28(13):46－51.

［15］ 罗如意,李辉.以病例为基础的线上教学法在简易呼吸器教学过程中的应用［J］.临床麻醉学

杂志,2023,39(5):552-554.

[16] 尚苗苗,王丽媛,张振美,等.成人患者气管切开护理相关临床实践指南的质量评价及内容分析[J].护理学报,2021,28(5):38-42.

[17] 舒越,毕蒙蒙,张超,等.ICU患者人工气道气囊管理的最佳证据总结[J].中华护理杂志,2022,57(24):3038-3045.

[18] 孙劼,张鹏,李志强,等.JJF 1998—2022《急救和转运呼吸机校准规范》解读[J].中国计量,2023(5):110-112.

[19] 汪亚男,厉美芸,顾艳荭,等.成人住院患者氧气驱动雾化吸入护理实践的最佳证据总结[J].卫生职业教育,2021,39(14):138-141.

[20] 王大伟,王秋霞.制氧供氧技术研究进展[J].化学工程与装备,2022(9):251-252+227.

[21] 王洪武,金发光.硬质支气管镜临床应用专家共识[J].中华肺部疾病杂志(电子版),2022,15(1):6-10.

[22] 王莹,夏欣华,王欣然,等.预防成人经口气管插管非计划性拔管护理专家共识[J].中华护理杂志,2019,54(6):822-828.

[23] 魏莹莹,徐银铃,周金阳,等.成人胸腔闭式引流护理最佳证据总结及临床应用[J].护理研究,2021,35(12):2190-2194.

[24] 吴荷玉,李婷婷,李素云,等.新型冠状病毒肺炎疫情期发热门诊咽拭子标本采样管理[J].护理学杂志,2020,35(8):22-23.

[25] 吴意.有创机械通气护理质量指标体系的构建[D].湖州:湖州师范学院,2021.

[26] 武亮,郭琪,胡菱,等.中国呼吸重症康复治疗技术专家共识[J].中国老年保健医学,2018,16(5):3-11.

[27] 谢海玲,冯琳丽,王爱花.缩唇呼吸联合定量阻力呼吸训练对COPD患者肺功能恢复的影响[J].中华肺部疾病杂志(电子版),2022,15(4):580-582.

[28] 杨雪凝,李雪儿,王松,等.慢性阻塞性肺疾病患者呼吸肌训练的最佳证据总结[J].中华护理杂志,2022,57(1):49-55.

[29] 于娜,周家为,李霞,等.成人特发性肺纤维化(更新)和进行性肺纤维化临床实践指南(2022版)解读[J].中国现代医学杂志,2023,33(14):1-8.

[30] 张萍,史晓红,张浩,等.腹式呼吸训练作用机制及临床应用[J].现代中西医结合杂志,2012,21(2):222-224.

[31] 张新超,钱传云,张劲农,等.无创正压通气急诊临床实践专家共识(2018)[J].临床急诊杂志,2019,20(1):1-12.

[32] 中华人民共和国国家卫生和计划生育委员会.医院消毒供应中心第3部分:清洗消毒及灭菌效果监测标准 WS 310.3-2016[S].北京:国家卫生和计划生育委员会,2017.

[33]《中国高血压防治指南》修订委员会.中国高血压防治指南 2018 年修订版[M].北京:中国医药科技出版社,2018.

[34] 中华医学会呼吸病学分会呼吸危重症医学学组,中国医师协会呼吸医师分会危重症医学工作委员会.成人经鼻高流量湿化氧疗临床规范应用专家共识[J].中华结核和呼吸杂志,2019,42(2):83-91.

[35] 中华医学会重症医学分会重症呼吸学组.急性呼吸窘迫综合征患者俯卧位通气治疗规范化流程[J].中华内科杂志,2020,59(10):781-787.

[36] Apfelbaum J L, Hagberg C A, Connis R T, et al. 2022 American Society of Anesthesiologists Practice Guidelines for Management of the Difficult Airway [J]. Anesthesiology, 2022, 136

(1):31 - 81.

[37] Jia Q, Ge J, Liu W, et al. A magnet of luorescent carbon dot assembly as an acidic H_2O_2-driven oxygenator to regulate tumor hypoxia for simultaneous bimodal imaging and enhanced photodynamic therapy [J]. Advanced materials, 2018,30(13):e1706090.